間違いだらけのメンタルヘルス

野田文隆著

大正大学　まんだらライブラリー

装幀　川村秀雄

—プロローグ—

人間のこころが常に正常だなんて絶対にありえない

世の中の人間は、誰でも大抵「正常化神話」をもっている。

いわく、「自分の精神は健康だ」「自分の家族はハッピーだ」「そして自分のＤＮＡは大丈夫なはずだ、完璧だ」という３つ。

神話というからには、自分にとっては絶対と信じられるもののはずなのだが、周囲を見回して、この３つがすべて揃っている人はほとんどいないということに気づく。皆無といってもいいかもしれない。

はたして、世の中に３つがすべて揃っている人などいるのだろうか。

どこの家にも大きい小さいはあるにしても、家族にもめごとやなんらかの事件がおこっている。DNAだって、ずっとタドッテ遡《さかのぼ》っていけば、たいていはあやしいものである。

「自分の精神は健康だ」にいたってば、チャンチャラおかしい。

人間の精神は、もって生まれた性格や遺伝子だけでなく、日ごろのストレスや大きな人生の出来事、極度の疲労などさまざまの要因によって、常に変化している。

何でもうまくいって気持ちが高揚しているときもあるが、何か失敗したり、心配事があったりなどして、気持ちが落ち込んでブルーな気分になることもある。

人間の精神というのは、どんなときでも、どんな状態でも一定に保たれ健康であるということは、稀有のことなのだ。

しかし現実には「こころの病」なんてとんでもない！　私の精神は絶対に健康だ、と誰もが思っている。

「私の精神は健康だ」という考えは、おそらくこれは太古の昔から続いている、人間の願いのようなものの気がする。

これは日本だけでなく世界的な傾向なのだが、「こころの病」ということに対する、タブーのようなものが存在しているらしい。

「こころの病」になると、人間ではなくなるというような、不安があるようなのだ。

その原型は「狂気」になるのではという不安があるのだと思う。

こころが病むというのは、何であれ「狂気」ということなのだという、共通した観念のようなものがあるようだ。この世のものとは思われないものになってしまう不安とでも言ったらいいのか。

だからこそ、「こころの健康」をことさらに強調しようとする。

それは、おそらく「こころ」というものが何であり、どこにあって、どういう仕組みになっているのかわからなかったという、長い歴史があったためと思われる。一度「こころの病」にかかってしまったら、二度と元に戻れないのではないかという恐れが根底にある。


現在の日本には、年間3万人を超える自殺者がいる。

リストラ、経済不安など理由はいろいろあるだろうが、自殺者の多くがうつ病あるいは、うつ症状があるといわれている。

不幸にもうつ病になり自殺してしまった人は、以前からうつ病だったのだろうか。大半はそうではないだろう。

ほんの2、3年前までは、バリバリ元気で働いていた人かもしれないのだ。ところが、強い外的ストレスや心理的圧迫が重なることによって、うつうつとした気分にとらわれ、それがいつしかうつ病という病になってしまった人が大半だと思う。

人間の精神は、ストレスや外界からの様々のことにさらされ、時には疲れ、時には傷つき、疲れきる。その状態からなかなか抜けきれなくて、次第に気分が落ち込んでしまう。この沈んでいた気分が、すべて自殺に結びつくうつ病になるわけではない。ずっと沈みっぱなしではなく、ちょっとした楽しみごとや適切なアドバイスで気分がガラリと変わって、元気になるかもしれないのだ。

誰でも精神が不安定になる可能性があり、うつ病にもなる可能性も十分にある。逆に考えると、たとえうつ病になったとしても、誰でもなる可能性のあることなのだから、隠したり、気にしたりせず、治療に努めればいいことだ。

このように、人間の気分や精神というものは、常に一定ではなく、変化している。これが生きているということなのだから、「正常化神話」にことさらにとらわれるのは愚かといわざるをえない。

たとえば、世の中で幻聴を聞いたり幻覚を見る人は、せいぜい１％といわれている。１％の人はこころの病気が原因で、幻聴を聞いたり幻覚を見ている。ところが、正常な人でもＬＳＤやメスカリンなどというストリート・ドラッグをほんの少し摂取しただけで、たいていの人間は幻聴を聞き、幻覚を見るようになる。

「私は正常だ」と胸を張っている人も、わずかな薬で一瞬にして正常ではなくなるのである。つまり、それほどに人間というのは簡単に変化する脆《もろ》い存在なのである。

この本は、世の中にはびこっている「正常化神話」と同じように、「こころの病」にまつわる多くの間違った情報や勘違いなどを訂正したい、そんな思いを込めて書いている。

一番大切なのは、こころというのは、いつも同じではないということを自覚すること。

身体だって疲れれば風邪もひくし、おなかもこわす。こころもそれと同じなんだと思えば、常にこころが健康であるということがいかに不正確なことであるかがよくわかると思う。

悩んでいるのは、あなただけではない。
なにしろ、人間というのは弱くて脆い存在なのだから。

間違いだらけのメンタルヘルス
目次

1章　強い肉体に強いこころは宿らない

気持ちを強く持っていると「こころの病」にならない？

「女心をもてあそぶ」という表現がある。

昔の恋愛ドラマにはよく登場したのだが、愛情がもつれ別れ話になったときに、女性が薄情な男に対して言うのが、

「なにさ、あんたなんか、私のこころをもてあそんで！」

最近は女性のほうが自立してしかも強くなっているので、立場が逆転している傾向もないわけではない。

この場合の「こころ」というのは、愛情とか相手への思いやりとかその他すべて相手に対してかけていたすべてを含めて「こころ」という言い方をする。

日本語には、「こころ」にまつわる表現がたくさんある。

たとえば、「心入る」「心置く」「心急く」「心立つ」「心惑う」「心祝い」「心移り」「心の糧」「心の花」「心の丈」「心遣い」「心積り」などなど、ちょっと考えただけでもこれだけ

の言葉がでてくる。日本人がいかに「こころ」という言葉を日常的に使っていたかがわかる。

この場合の「こころ」とは、何を指しているのだろう。

「心入る」というのは、深くこころに止まるとか、こころが引かれるという意味。記憶や感性に訴えるということで、ここでは「こころ」は記憶と感性のことを指しているようだ。「心置く」というのは、執着するとか、注意するという意味。とすると、この場合の「こころ」は、性質のことを指していることになるだろうか。

「心立つ」はこころが奮い立つということで、これは気分ということを指しているようだ。これを見るだけでも、「こころ」という言葉の意味の範囲は本当に広いことがわかる。

「こころ」は誰でももっていて、しかも人間にとってかなり重要なものだからこそ、これだけの言葉が生まれたのだろうが、そのこころがどんな形をしていて、どんな性能をもっているかについては、よくわからないことが多い。

しかし、精神科医の立場から、断定的に言えることが一つある。

それは、こころには「心力《こころりょく》」というものがあり、人によって「心力《こころりょく》」が強い人もいれば、弱い人もいるということである。

「心力《こころりょく》」という言葉をはじめて聞いたという人もいるかもしれない。

たとえば、人間には「体力」というものがある。

普通の生活をしていてもすぐに疲れてへばってしまう体力の弱い人もいるし、70歳になってエベレスト登頂を果たすような体力の強い人もある。体力は鍛えることである程度は強くすることはできるかもしれないが、それでももって生まれた体力の差というのは厳然としてある。体質や体格などが複合してその人の「体力」を決めている。

「心力《こころりょく》」というのは、言葉としてはないのかもしれない。

通常「体力」と対峙する言葉として「精神力」というのはあるが、「精神力」というと自分が頑張ることができる能力という意味合いが強くて、私の言う「心力《こころりょく》」とはちょっと違う。

「心力《こころりょく》」というのは、ストレスに対応できる一つの限界、「閾値《いきち》」というもののことをいったらいいかもしれない。

ここに桶が一つあったとして、どんどん水を入れてゆく。地面に水平に置いてあれば、表面張力ぎりぎりまで水を入れることができる。しかし、ちょっとでも傾いているとそこからジャージャー水が漏れてゆく。その水が漏れるところの手前が、限界ということになる。人によって桶の大きさや傾き、桶が置いてある高さなどがそれぞれ違うので、ほんの少し水を入れただけですぐに水がこぼれてしまう人もいる。

これが「心力《こころりょく》」に差があるということ。

だからといって、桶に穴が開いているわけではないので、限界点を超えなければきちんと水を貯めておくことはできる。

たとえば、同じ会社で同じように忙しく厳しいノルマが課せられている人が二人いたとして、Aさんは忙しさをものともせずバリバリと働い

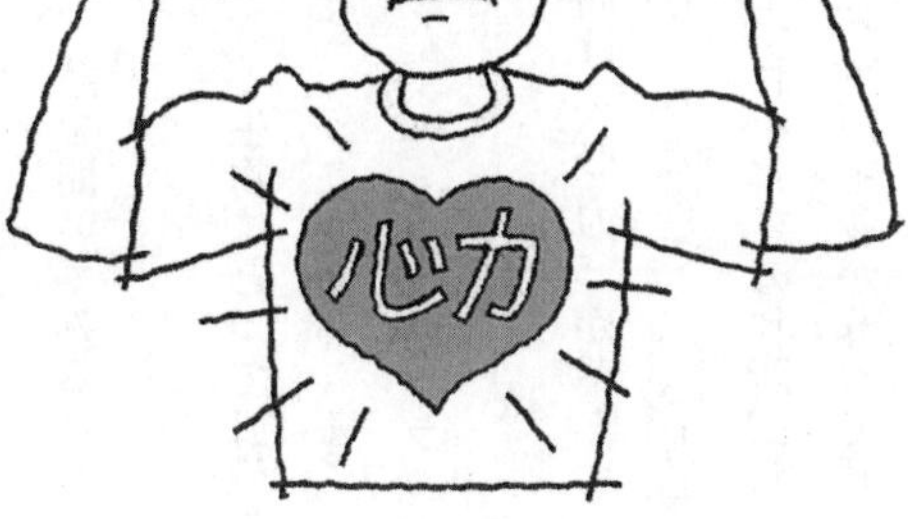

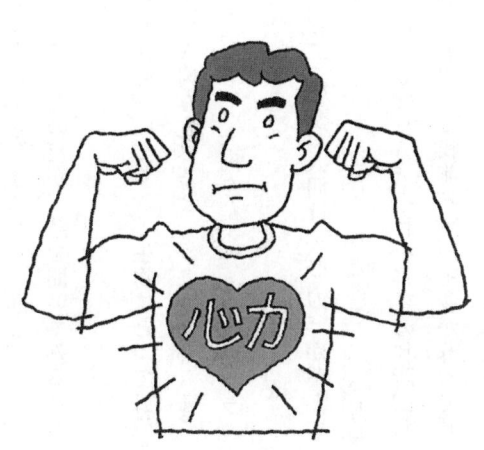

て平気だが、Bさんは辛くて辛くて仕方がなくて、会社に行くのもいやになっているということがある。この場合は、Aさんのほうが Bさんより「心力《こころりょく》」が強いといえる。

私は、長年ベトナム難民に対する精神科の顧問をしていたのだが、話を聞いてみると難民は日本人が想像を絶するような辛い体験をしている。

ボートピープルで長い間漂流しているうちに食料も底をついてくる。生物にとって飢餓というのはあってはならない状況で、そうした極限に人肉を食べるということがおこることもある。無事保護されたボートピープルを診察していると、人肉を食べたシーンがフラッシュバックしてどうにもならない人と、割合平気な人がいる。

どんなに気持ちを強く持っていても、極限に追い込まれると人間は「心力《こころりょく》」が萎《な》えてしまうことだってある。しかし、これはあくまでもその人の「心力《こころりょく》」の問題で、「心力《こころりょく》」が強いからよくて、弱いのはよくないという善悪の判断ではない。それを善悪の判断にしてしまうと、「精神力が足りない!」と容赦なく暴行を加えた戦前の軍国主義が蘇ってしまうような恐ろしさがある。

ともあれ、気持ちを強く持っていると「こころの病」にならないというのは嘘である。

人にはこころの「容量」のようなものがあり、それを超えるとオーバーヒートしてしまう。それは気持ちが強い、弱いの問題ではないのである。体力のない人は体力のないなりの生き方をしている。「心力《こころりょく》」のない人も、それなりの上手な生き方をしていくことが大切なのである。それも胸を張って！

がんばる気持ちが「こころの病」を防いでいる？

現代はストレスに溢れているといわれている。

東京渋谷駅前のスクランブル交差点は、なんと1日60万人が往来しているという。60万人といったら、ちょっとした地方都市の人口と同じ。これだけの人間が24時間通行しているのだから、すれ違いざまにぶつかったり、こすったり、すべったり、ころんだりということは日常茶飯におこるだろう。

狭い場所に多くの人間が集まるというのは、それだけでストレスである。これに、排気ガスによる空気の汚れ、湿気、騒音などさまざまのストレスが加わる。コンピュータ化されスピードアップしていることも、人間にはストレスになる。

ストレスがたまったとか、ストレスが高いという言い方をよくするが、ストレスがたまるとどうなるかというところまでは、なかなか考えない。

ストレスが高いということにとらわれて、それが「こころ」にどんな影響を与えるか、それが原因で病気になるなど考える人はほとんどいない。まして、こころが疲れたからと精神科医の門をたたく人は、おそらく1000人に1人もいないだろう。

私のところに、日本に長く住む外国人が診察にきたことがある。その人が開口一番、

「先生もうがんばれないよ。がんばれない」

という。他の部分については、横文字でいっているのだが途中で何度も、

「がんばれない。我慢できない」

という。

おそらく、「がんばる」という言葉と「我慢する」という言葉は、日本に文化において大きなキーワードなのだと思う。

「ここを我慢すればなんとかなる。だからがんばろう！」

この二つの言葉で表されているように、がんばって我慢することで身体とこころの疲労を食い止めよう、なかったことにしようと思うのが日本人というか日本の文化。しかも、我慢してがんばればそれを乗り越えられると思っているのが問題なのだ。

しかし、身体だって使っていれば疲れるし、場合によっては壊れてしまう。

プロ野球のピッチャーが、長年肩を酷使したことで壊れてしまって投げられなくなったという例はかなりある。心臓に負担がかかれば、狭心症や心筋梗塞になる。飲みすぎて、肝臓に負担がかかったりすると、肝硬変になったりすることもある。つまり、身体の病気には、原因と結果がしっかりある。

当然こころだって、身体と同じように疲れすぎるとこころの病になる可能性がある。お肌の曲がり角があるように、こころにも曲がり角があるのだから、きちんと手入れしなければならない。こころのお手入れができていれば、こころが過労になるということを防ぐことができるのだ。

つまり、がんばればこころの病にならないというのも大嘘なのである。

楽天的なラテン系はこころの病にならない？

現代というストレスの中に生きている私たちの「心力《こころりょく》」は、危機的な状況にさらされているわけだが、それでは「心力《こころりょく》」を鍛えることができないのだろうか。

その前に、「心力《こころりょく》」が、一体どういうところから規定されているかを考えてみよう。

「心力《こころりょく》」を形作っているものの一つは、性格である。

前向きな性格の人もいれば、くよくよ思い悩む性格の人もいる。真面目な性格の人もいれば、楽天的な性格やちゃらんぽらんな性格の人もいるわけで、性格が「心力《こころりょく》」にかかわっていることはわかる。

それに、生まれ育った環境や経緯といった生育歴が加わる。

それに、その人が置かれている立場や状況というものも「心力《こころりょく》」に影響を与える。社会的に活躍している人とあまり社会とは接点のない主婦などでは条件が違ってくるし、一人暮らしなのか大家族に囲まれているのかということでも違ってくる。

たとえば、律儀で真面目な性格で、決めたことはやらなければ気がすまないというようないのです。がんばり父さんはなかなか弱音をはかないので、仕事もどんどん増えてくる。全部受けなければいけないと思い、余計にがんばる人が多いが、こういうタイプは意外に「心力《こころりょく》」が強くないことが多い。

それから、自分はダメなんだ、もっとやらないと、と自分を否定的な目で見たり、なんでもネガティブに考え、何をやっても達成感が得られない人も、こころの容量が狭いので「心力《こころりょく》」が弱い傾向がある。

こういう性格の人に、強烈なストレスがかかると、「心力《こころりょく》」の限界が決壊してうつ病になったりするということもおこりかねない。

こうしてみると、楽天的な人は、うつ病になりにくいような感じをうける。

たとえば、ラテン系の人はノリがよく、割合「ケ・セラ・セラ」と考える傾向がある。時間や約束を守らないというのも比較的平気なので、締め切りに追い立てられることでストレスを感じることは少ないかもしれない。

たしかに、切り替えが上手でものごとを前向きに考える人や、サディスティックに自分を追い詰めず、柔軟性があり、そんなに無理をしないようにしている人、はおおむねこころの病にはなりにくいようだ。

では、ラテン系の人は、すべてこころは健康なのか？

どっこい、そうではないところが人間なのである。いかに楽天的に見えても、いい加減そうに見えても、その人を襲う深い悲しみや苦しみはある。その感性は「がんばり父さん」のものとは違うかもしれないが、その人が打ちのめされる弱点やこころの疲労はあるのだ。だから楽天家だからこころの病に無縁で、悲観家だからなりやすいとは言い切れない。

しかも「心力《こころりょく》」はもともと備わっている部分と、年とともに円熟する部分と、反対に脆くなってくる部分がある。つまり、周囲に影響されて弱くも強くもなることがあるというのも忘れてはいけない。

また、周囲の場や回りの支えがあるかどうかによって、「心力《こころりょく》」の強弱はかなり変わってくる。

たとえば職場で強いストレスがあったとしても、家庭が安定してその人を受け入れてくれれば、家庭に戻ることによって日ごろ痛んだこころを修復することができる。誰かが悩みを聞いて受け止めてくれるような環境であれば、こころはかなり楽になる。別に専門のカウンセラーである必要はなくて、家族や兄弟といった近くにいる人が悩みを聞いて、受け止めてくれることによって、緩衝《かんしょう》地帯ができる。

人間というのは、何かをしゃべることで心が解放されることが往々にしてある。

ギリシャ神話が原型になっている「王様の耳はロバの耳」という童話がある。王様の耳がロバの耳になってしまったことを知った男が、黙っているのに耐えられなくなり、森に行って穴を掘りその穴に向かって、

「王様の耳はロバの耳、王様の耳はロバの耳」

と叫んだ。本人はこころにずっとひっかかりしゃべりたかったことを穴に向かってしゃべったのでスッキリしたが、ある日森の中から声が聞こえてきた。

「王様の耳はロバの耳、王様の耳はロバの耳……」

という話だが、こころにかかっていることをしゃべって吐き出すことで、すっきりできるという人間の特性みたいなものがよく現れている。

悩みを聞くというのは、難しいことではない。的確なアドバイスをするということでなくてもいいのだ。

と話を引き出してあげるだけで、しゃべっているほうは気が楽になってくることがある。

「そうなの。それで……」

間違っても、

「そんな気弱なことを言っているから、同期の中で一番出世が遅れるのよ」

と相手を追い詰めるようなことを言ってはいけない。あくまでも聞き手に徹することが大切なのだ。

こうして相手の悩みを聞いてあげられるというのは、生活や情緒が安定しているからできることともいえる。生活や情緒が安定しているというのは、別にお金がふんだんにあるとか、人格者だということではない。相手を思いやれる余裕があることを指す。ご夫婦ならば、夫婦仲がいいこと、友人なら相手と話をする時間をあげられること。

あなたにとっても相手にとっても、「心力《こころりょく》」を最大限に発揮することが大変大事なことなのだ。

たとえば、イケ面だったら失恋はしないだろうという、「……的だからこころの病気にならない」というような受身的発想はやめて、今ある「心力《こころりょく》」を認め、それを最大限に発揮して生きるという能動的発想をすることが大事なこと。そのためには自分の「心力《こころりょく》」をちゃんとわきまえることが必要なのだ。イケ面でなくてもいい恋はできるのだから。

体の疲れがこころの疲労を加速する？

年をとってくると日ごろの運動不足がたたり、ちょっとした運動をしただけで身体が疲れる。ハイキングをしただけで、身体中の筋肉が悲鳴をあげて、もう一歩も歩けないというほどに疲れることもある。こうなると3、4日は筋肉痛と戦わざるをえなくなる。

運動はまだ爽快感があるからいいが、たとえば仕事が忙しく連日の残業で、肩や背中はパンパンに張って、目はしょぼしょぼで、おまけに痛い、もうくたくたで食事をするのも億劫だということもある。このように身体の疲れは、筋肉を動かしたり、反対に同じ姿勢で筋肉を緊張させたままにしておくと蓄積されてくる。

それでは「こころ」は何か原因で疲れるのだろうか。その要因には大きくわ分けて5つある。

1、「心力《こころりょく》」を上回るライフイベントが襲ってきたとき

ライフイベントを直訳すると、「人生の出来事」のこと。

生きていると実にさまざまの出来事がおこる。結婚した、子供が生まれたというのは、華やかな部分でのライフイベント。

大失恋、肉親の死亡、肉親との別れ、仕事を失う、転居、転勤、事故というように、日常と違う事件でしかもネガティブなものに遭遇することがある。今までは平穏につつがなく暮らしていたのに、いきなり襲った不幸な出来事。これに対して対処できればいいが、自分で日ごろからためてあった「心力《こころりょく》」で消化できなくなったり、「心力《こころりょく》」の閾値を超えてしまったりすると、一気にこころが疲れてしまう。

仕事をバリバリやっていてあまり家庭を顧みなかった男性が、妻に先立たれて抜け殻のようになってしまうことがある。夫婦は空気のような存在などという人がいるが、空気は失ってみなければ、その存在の大切さと失うことの苦しさがわからない。このように、この男性にとっては、妻に先立たれるということが、強烈にこころを疲れさせるライフイベントだったということになる。

人によっては昇進、結婚、子供の誕生と、喜ばしいライフイベントがかえって「心力《こころりょく》」を上回る負担になることさえある。こころの病の再発などはこういう時に多い。人生すべてめでたければいいというわけでもない。

2、対人ストレス

人とのかかわり合いの中で生まれるストレスだ。

人は、職場、学校、隣近所など、多くの人間関係の中で生きている。ごく近いところでは、夫婦とか家族というのもある。夫婦喧嘩などというのも、結構ストレスになっている。友人との人間関係も、いいときはいいが、突然関係が悪化してストレスになることもある。

日本人の場合、精神科の扉を叩いて最初に言うことがある。

「対人関係で疲れちゃった」

これを言う人がいかに多いことか。

人間というのは、それほどまでに人間同士気を使って生きているということ。同じ種族なのに、どうしてこれだけ気を使うのだろうと思うくらい、多くの人が対人関係で疲れ、こころの病にまでなっている。

3、物に対するストレス

仕事の締め切りに追われている、納期が区切られて連日深夜まで働いているということもかなりのストレスになる。

「間に合わなかったらどうしよう」

「締め切りが近いのに、完成していない」

これは、かなりのストレスである。

借金をしていて、それを返さなければならないというのもストレスになる。最近は高利のローンを借りてしまい、暴力的な返済をせまられて自殺してしまう人もあとを絶たないが、それほど取り立てが厳しくなくても、借金というのはいつの時代もこころの負担になるものである。

4、身体の疲れ

働きすぎて過労になると、こころに余裕がなくなってくる。これはよく了解されている事実。

「疲れちゃって何もやりたくない」

家に帰っても、お風呂はおろか食事さえとることができないほど身体が疲れてくると、考えることも億劫になり、気力が萎えてくることがある。つまり、身体の疲れがひどくなると、こころを疲れさせてしまうことがよくおこる。

身体の疲れを翌日に持ち越さないというのも、こころのためにはとても大事なことだ。

5、生きがいがないという人生観的不満

若いときには、仕事に追われて結構バリバリやっていたのに、リタイア（引退）したとたん、なんだか元気がなくなったという人は多い。

何をやっていても、常に達成感がなくつまらない。目標がない。

生きがいを感じることができない。

これから先何を支えに生きていったらいいのかわからない。

こういった、目標喪失や現状への不満、給料が安いとか昇進のめどが立たないといったこともこころの疲労につながる。

子育てを終えた専業主婦に多い「空の巣症候群」というのがあるが、これなど典型的な人生観的不満といえる。

子育ての最中は夢中でやってきたが、子供はある程度大きくなると勝手に自分の世界を築き始めている。それに引き換え自分には、何もすることがない。ただ、毎日掃除をして料理を作る。こんなことを続けていて私の人生はいいのかしらと思い始める。しかも、専業主婦というのは案外孤独なもので、一日の長い時間を一人で過ごしているので、よけいに孤独感が募ってくる。

このように、生きがいのなさ、病気など人生の全般にかかわるような不満や不安は、こころを疲労させる。

この5つの要因が、1つあるはいくつか複合して襲うとき、こころが疲労して、「心《こころ》力《りょく》」の限界を超えてしまうこともある。こうなったら、休養をとらないと回復は難しい。

よく人は、身体の疲労がこころの疲れを誘う一番の原因と思うが、どっこいこころはそう単純なものではないのである。

我慢をすると「こころの病」になる？

性格というのは、こころに大きな影響を与える。

ストレスがかかっても、うまく対処してあまり影響を受けない人と、どーんとストレスを受け止めてしまう人もいる。

これは、性格傾向によって違ってくる。

性格にもいろいろな傾向があるといわれているが、非常に有名な例でタイプA、タイプB、タイプCと呼ばれるパーソナリティがある。

タイプAパーソナリティというのは、いわばカツオのような人だ。

カツオは、眠っている間も泳ぎ続けないと死んでしまうのだという。周囲を見回してみると、カツオのようにせっかちに動き回り、そのうえ競争心が強くて成功することにかなり欲求があるというタイプに人を見かける。いけいけけタイプで、バブル時代の日本の商社マンのような感じといったらイメージしやすいだろう。止まることへの不安というか走らずにいられないという気持ちがあり、常に何かに追われている。そういうタイプは、実は追いかけられている不安や自分が没落するかもしれないという不安があり、表面的にはがんがん行っているように見えるが、こころの不安を隠蔽しているようなところがある。だから、タイプAパーソナリティは、常に絶えざるストレスを受けているので、高血圧や高コレステロールになりやすい。心筋梗塞や狭心症、脳梗塞といった循環器系の疾病のリスクが高いということもあるようだ。

タイプBパーソナリティというのは、魚でいったらマンボウのようなもの。波にまかせてゆらりゆらり泳ぎ回る。タイプAとは逆で、割合のんびりしていて、まあ人生急いでもしょうがないからゆっくり行こうというタイプ。自分のペースを守りながらやっているので、あまり自分の中に切迫した強迫的思いをもたない。人生をエンジョイしようと思っているので、あまり他人をうらやましいとは思わない。どちらかというとアーティストタイプといったらいいかもしれない。ハイストレスにさらされているわけではないので、高血圧などのストレス病にさらされるリスクは低い。

最後は、タイプC。

タイプCパーソナリティは我慢がキーワードなので、最近の研究ではガンになるリスクが高いといわれている。タイプCは、感情を抑制する傾向がある。怒りが湧いてもぐっと我慢して、感情をあらわにしないでおなかに納める。温厚で社会的協調性があるので、周囲からは「いい人」といわれる。

表面的には温厚に見えても、こころの中は怒りでいっぱいということもあるわけで、それをぐっと溜め込んでしまっているので、こういう性格の人はガンのリスクが高くなる。しかも、我慢しているので気持ちを発散することができないということで、うつ的になる傾向があるよ

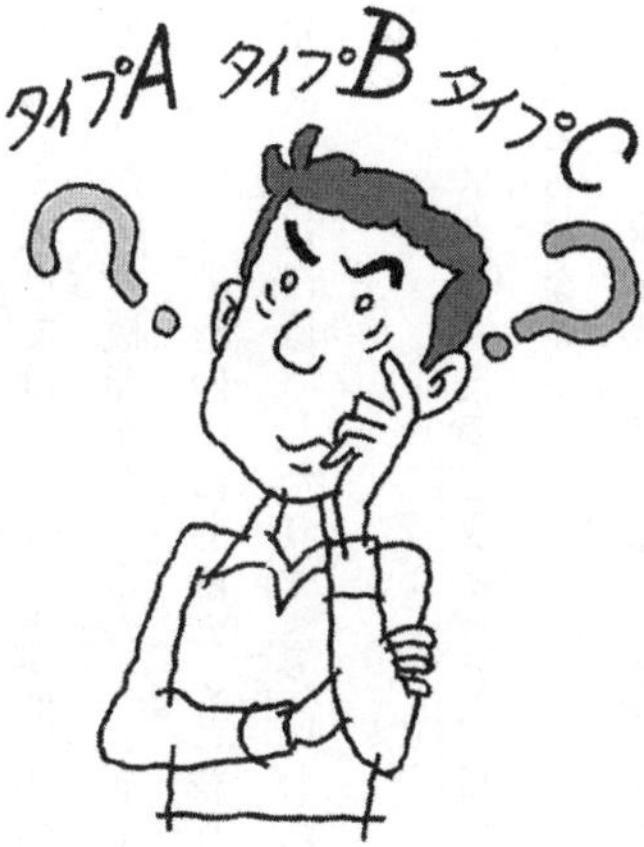

うだ。

最近の研究にサイコオンコロジー、精神腫瘍学というのがある。この分野の研究ではガンになった人でも、明るく笑って前向きに病気を捉えて生き抜くぞと思っている人と、後どれくらい生きられるのか余命ばかり考えて暗くなっている人とでは、免疫の機能が相当違ってくるといわれている。当然前向きで明るい人のほうが免疫機能が上がるので、病気に対する抵抗力もついてくる。たとえば、サイトカインという細胞の中にあるガンと戦う勢力は、メンタルな要素によって活動が活発になったり、反対に低下したりするといわれている。

タイプAよりタイプBのほうがよさそうだし、ガンのリスクを考えるとタイプCにはなりたくはない。しかし、どっこい性格はそう簡単には変えられない。

思えば、タイプAの人は日本の成長、繁栄を支えてきた立派な戦士であるし、タイプCの人は日本の文化的美徳の象徴のようなできた人とも言える。タイプAやタイプCがここの病になりやすいと考えるのもまた単純な考えである。

自分の性格はしかたがない。認めるしかない。ただ、その性格傾向かあきらかにストレスを量産していると考えるなら、生活を見直してみるのは大切である。タイプAの人は「ゆっくり行こうよ、人生は」と考え、タイプCの人は「時には素直に怒ろうぜ」と気持ちを切り替えてみよう。そういう勇気をもつということが、人生とコーピングする（うまくやっていく）という賢い智恵である。

こころが凝っても揉めばなおる?

英語には「肩凝り」に当たる言葉がないといわれる。肩が硬くなるという言い方はするが、「凝る」とはいわない。

これは鎖骨と肩甲骨がしっかりしているという体格的な特性のほかに、なんといっても自己主張が強いという性格的な要素もあって肩凝りがないのだろう。

それに引き換え、日本人の肩凝りのなんと多いことだろう。

街を歩いていると、クイックマッサージの看板のいかに多いことか。たとえ15分でもマッサージしてもらいたいという、緊急を要する肩凝り患者が大勢いる証拠だろう。たしかに肩が凝ったらマッサージしてもらうことで、かなり楽になる。

それでは、こころはどうだろう。

当然、こころも疲れると凝ってくる。凝っているうちはいいが、こころが過労してしまったらどうなるのか。

こころが病気になるのである。

こころが過労して閾値を超えるとなりやすいのは、「うつ病」である。

誰でも落ち込むことがあったり、落ち込む時期がある。たいていは、ちょっとしたきっかけでまた元に戻るのだが、戻らなくなった状態がうつ病。バネをひっぱると、すぐに元に戻るが、次第に元に戻らなくなるようなもので、この状態がうつ病である。

うつ病の特徴は、眠れない、食べられない、集中力がない、興味がわかないというように、何でも「ない」づくし。

今まで好きだったテレビドラマをみても面白くないし、見たいとも思わなくなるという状態。一番困るのが、死にたくなってしまうこと。これだけ揃うと、うつ病と言える。

心が過労するとなりやすいのは、もう一つは「不安神経症」あるいは「不安障害」というもの。言い方は違うが同じものである。

不安神経症というのは、不安がメインになって、不安が前面に出てくるような病気である。

何か怖いとか、何だか不安というような気分に襲われるようになる。

たとえば、夕方になり薄暗くなってくると不安で不安でしょうがない。家中の電気をつけないとどうも不安。外に出ると、何だか怖い。というように、何かえもいわれぬ不安に襲われる感覚でこころがいっぱいになる。

今までバリバリ働いていたお父さんが、いきなり気弱になって不安に襲われるという場合もある。え、どうしてあの人が？って感じである。

これがもっとひどくなると、たとえばデパートのように人が大勢集まる場所に行くと、えもいわれぬ不安に襲われてとてもその場にいることができない。ともかく人ごみや広いところには行きたくないとなってくる。これは「広場恐怖」と呼ばれる「恐怖症」の一つ。

不安と恐怖は親戚のようなものである。この二つがいっぺんにどかんとやってくる、しかも「藪から棒に」やってくるのを「パニック障害」と呼ぶ（これについてはは後出）。

どの病気も問題は、だんだん人を避け、社会を避け、ひきこもるようになってしまうこと。これがまた、本人の不安を生産するという悪循環を呼ぶ。

あんなに元気だった精神がこんな脆くズタズタになってしまう。ところが、こころが十分に元気を回復すると、あれは何だったのかと思わせるほど、ケロッと治ってしまうことも多い。

これもまた、こころの不思議なところ。

ただし、こころの疲れは15分揉めば治るというわけにはいかない。それなりの手入れが必要なのである。

こころのマッサージは人によってやり方が違う?

では、こころを疲れさせないようにするには、どうすればいいのだろうか。

まず一番大事なのは、身体をへとへとに疲れさせないことだ。どうして身体の疲れがこころに関係するのかと、不思議に思うかもしれない。

誰でも経験があると思うが、身体が疲れると免疫力が低下して、風邪などをひきやすくなる。疲れるといらいらするが、もっと疲れると口をきくのも億劫になり気分もブルーになる。

このように、身体がへとへとになるとこころもへとへとになるので、まず身体を疲れさせないこと。そして、身体の疲れを取り除くことが重要だ。

こころにショックを与えるライフイベントに遭遇しないようにと願っても、おこるものはおこるので、こころが疲れてしまうのは仕方がない。何かおこるかもしれないと日ごろから覚悟をしていたとしても、実際に自分の身に降りかかったらやはり動揺するだろうし、ショックは受ける。しかし、身に余るライフイベントは避けられるものなら避けたい。つまり、身の丈に合わないことはやらないことだ。こころの病をもつ人が再発する大きな原因は、この身に余るライフイベント。特に、就職と転居などというように、二つ以上の大きなライフイベントに遭遇した時が危ない。

対人・対物ストレスについても、生きて社会生活を送っていればある程度は仕方がないので、うまく付き合う方法を自分なりに探す必要がある。会社の上司とうまくいかないといっても、だからといって簡単に転職できるわけではない。どうやって折り合いをつけていくかを対処していくしかないのだ。ここに先輩や友人、家族などの「人生の智恵」が必要になってくる。

達成感や人生観についても、慢性的な生きがい不足に陥っているとしても、すぐに解決は難しい。やりがいのある仕事ができるポジションに移りたいといっても、希望通りになるとは限らない。

そうなってくると、結局ものの見方というか、自分の視点を少し変えてゆくしか方法がない。何かにとらわれていたら、その気持ちを少し楽にする。

「これでなくてはだめなんだ」

ではなく、

「これじゃないけど、こっちでも代用できる」

と思うことでかなり気分は楽になるはずだ。

こころがへとへとになる前には、マッサージをしてあげるのがいい。

「25歳はお肌の曲がり角」といわれて、そのくらいの年齢になるとマッサージやエステに通う人が増えるようだが、こころも曲がり角を曲がったらマッサージをしたほうがいい。

その人によってマッサージの仕方が違う。というより、その人にぴったりのマッサージ方法をとらないと、こころの凝りはほぐれない。

「考え方を明るくして、健康的な生活を送りましょう」

というのはたしかに正しいのだが、何遍お題目のように唱えても、こころの凝りは解消しない。健康的な生活を送るというのはどういうことかということや、健康の定義についても人それぞれ違うので、個人差や嗜好をみていかないとこころのマッサージはできないのだ。

これは女性のお肌の手入れに共通している。お肌の手入れをする場合には、使う化粧品のメーカーは人それぞれである。資生堂を使う人もいれば、マックスファクターを使う人もいる。

「私は絶対にシャネル。これは一番私の肌に合っている」

という人だっている。

それぞれ自分のお気に入りがある。自分のお肌と気分に合う化粧品に対しては、かなり厳しい目で選択するし、「私」に最適なものを探すために努力も惜しまない。

こころのマッサージも同じこと。

その人の個性や性格、環境、嗜好などを見極め、その人にぴったりのマッサージ方法を見つけることで、こころの凝りを解消することができる。

たとえば私の場合は、こころの凝りをとるために水泳をしている。ゆっくりと水を感じながら泳いだ後は、お風呂とサウナに入りマッサージをしてリラックスする。かなりオヤジ的な解消法といえなくもないのだが、これが私には合っている。

それから、お酒を飲むこともこころのマッサージになる。好きなワインを飲んで、こころをほぐすことで凝りを解消させる。

こころの凝りを軽いうちに解消するためには、自分が楽しいと思えることを見つけるのが大切だ。楽しいことは人それぞれ違うので、自分が一番ゆったりできて、楽しいと思えることを見つけること。

散歩、読書、映画、食べること、飲むこと、なんでもいい。こころが穏やかになるようなことを早く見つけることは、こころの凝りの解消には不可欠なのだ。

楽しいことが見つかると、「生きていてよかった」という時間を長くもつことができる。

しかし不幸にも、こころの凝りがひどくなって、気分が落ち込んでどうしようもなくなった場合は、その状況を絶対に一人で抱え込まないこと。回りの人にしゃべることで気が軽くなることもある。それでもダメなら、ためらわずに専門家に診察してもらうこと。

これだけで、こころの凝りがとれたりすることもあるということを忘れないことが肝心だ。

2章　こころの病は脳の事件

こころはどこにあるのか？

昔、こころの形をハート形に描いていたことからもわかるように、心臓のあたりにあるのではないかと考えられていたようだ。

たしかに悲しいことがあると、胸が締め付けられるように苦しくなるという経験は誰しももったことがあるだろう。だから、心臓がこころだと思ってもおかしくはなかったのかもしれない。

どうも、「こころ」というのは、脳のことであるらしいと考えられるようになったのは、19世紀のことなので、古い話ではない。

ドイツの医師グリーシンガーが『精神疾患の病理と治療』という著書に、「精神病は脳の病である」と書いたことに始まる。彼は、精神＝こころというように、こころとは実は脳のことだとはじめて言ったのである。

つまり脳の中がいろいろ変化することで、気分は変化したり、こころの病がおきたりするということを言い出した。

実は、「こころの病」に対する考え方は、古代ギリシャの医師ヒポクラテスの時代からほとんど変わっていなかった。

ヒポクラテスは、迷信や呪術を廃して、臨床の観察と経験から導き出した科学的医学の基礎を築き、「医学の父」と称される偉人である。それだけ科学的なアプローチをしていた人でさえ、こころの病に関しては、とても科学的とはいえない考え方をしていた。

常道を逸してはしゃぎまわる人と、全く何もやる気がなくてだめな人のように、こころの病にかかった人をヒポクラテスは、「メランコリー」「マニー」と「てんかん」に大区分していた（まだ細かくはあるが大雑把にはそういうこと）。

「メランコリー」は今の言い方ならうつ病、「マニー」は精神障害一般、「てんかん」はてんかんといったところだろうか。

ヒポクラテスは、病気というものは「粘液」「血液」「黒胆汁」「黄胆汁」の４種の体液の平衡と調和によっておこると考えていた。黒い胆汁を出す人は、落ち込みが激しいというように、こころの病を引き起こす体質と気性を、粘液や血液のレベルで考えるようにしていたのだ。こころの問題は「脳の事件」ではなく体液によっておこるものだと考えたのである。

その後は中世キリスト教の世界となり、狂も聖もすべては「神」の裁量ということなった。精神障害者が神に背く「魔女」として弾圧を受けた時代である。

その伝統にまっこうから異議を唱えたのがグリージンガーで、

「気が狂うというのは、神が与えた罰だと思っていたが、実は脳のトラブルだった」

と言い出した。

神様の思し召しでもなんでもなく、脳の中で何かがおこっていたというのだから、呪術師はもちろん医師も、そして世の中の人もびっくり！

そして、その後に登場した、オーストリアの精神科医のフロイトが言い出した説によって、多くの人が騒然となった。フロイトは、

「無意識の領域をつかさどっているのが性欲だ」

というのだから、これはもう大事件!!

精神分析の創始者フロイトは、人間の行動はすべて神の啓示によって支配されていると

受け取っていた人々に、人間の意識には自我、超自我、無意識（イド）というものがあり、それはあくまでも「自分のものだ！」と示した。超自我は倫理や道徳の規範であり、人は神というより、その超自我によって「やっていいこと」「やっていけないこと」を決めている。自我はまさに自分が自分であることを決定しているもの。そして、無意識とは「いけないあなた」「おぞましいあなた」をチラと顔をのぞかせるものとのたもうた。

そして、無意識をコントロールしているのはおおむね性欲であると断言したものだから、これはインパクトがあった。

フロイトの考えの影響が、やがて精神医学、心理学、社会学、人類学はもちろんのこと文学、美術にいたるまで影響が及んだ。文学などは、

「人間っていうのは何でもありなんだ！」

と一気に解放され、変貌していく。

これ以降、世の中は心理学ブームになっていった。

ところで、こころが頭だとすると、頭がどうなると、気分が落ち込んだり、反対にハイになったりするのだろうか。

脳は、まず右脳と左脳の二つに大きく分かれている。右脳は芸術的な部分をつかさどり、左脳は理論的な部分をつかさどっているといわれている。脳は身体の司令塔なので、脳のある部分が運動あるいは感覚をつかさどっていたり、言葉を支配していたり、聴覚や視覚を配給していたりといろいろな領域にマップされている。脳のマッピングについてはかなり克明に解明されているが、まだすべてわかったというわけではない。

脳の表面にはたくさんのひだがあり、そのひだが多いほど頭がいいと言われているが、それだって本当かどうかについてはまだしっかりとは解明されていない。

脳の再生についても、まだ十分にはわかっていないというのが現実だ。

たとえば、脳梗塞で左脳の同じような場所が同じような範囲でダメージを受けてしまった二人の人がいるとして、片方の人はなんとか歩けるようにはなったが右手は麻痺して動かない。もう一人は完全に回復というわけではないがなんとか歩けるし、右手も動かせるという状態になっている。おそらく、一人はダメージを受けた神経以外の側副路が再生したのかもしれないし、もう一人はそのバイパス形成がうまくいかなかったのかもしれない。どこがどうなったから回復に差が出たということははっきりはわからない。つまり、そこが個人の「回復力」とか「再生力」とか呼ばれるファジーな部分である。

ともあれ、依然として人間の脳はブラックボックスなのだ。

一つ確かなことは、脳というのは神経（神経細胞、神経線維）の塊であるということ。莫大な量の神経が集まって脳を形成している。

神経というのは、一本の糸のようにひっぱるとズーッと途切れることなく手繰り寄せられるもののように思えるが、それは間違いで、脳の中では、神経と神経の間は無数に切れている。もちろん切れているのは目に見えるのではなく、電子顕微鏡で見てみると、やっと見える程度に隙間が開いている程度だが。

たとえば目の前に好みの女性が現れたとして、その人が素敵な香りのコロンをつけているとする。「いいなあ」という思いは素敵な香り刺激とともに感覚神経を遡って脳へ行く。脳の感覚野は運動野へ刺激を伝達する。「手を握りたいなあ」という思いが発生すると、それは運動野からの刺激となって運動神経を伝わっておずおずと彼女の手を握ることとなる。蛇足だが、フロイト流に言うと「それをしてはまずいなあ」と思ってためらうのは「超自我」のなせる業。じっくり検討して「大丈夫だ」と判断するのは「自我」のなせる業。なにも考えず、衝動的にいくのは「無意識（イド）」のなせる業ということになる。

脳内の神経の継ぎ目には川のような隙間があり、次の神経に伝えるために神経伝達物質がその刺激を次の神経に伝える役目をしている。つまり、川の船着場につくと、神経伝達物質という船があり、向かい側に渡してくれるようなもの。通常は伝達を行う船である神経伝達物質が一定量あれば、正常に情報を次の神経細胞に伝えることができる。しかし、なにかの拍子に伝達物質の量が極端に減ったり、伝達物質である船の船着場が大混乱して、普通に伝達物質を運ぶことができないということがおこったりする。これは、脳にとっては大事件である。今まで円滑に行なわれていた刺激や情報の伝達ができなくなってしまうのだから。

こういう脳の事件がおこると本著のテーマの、「こころの病」になるのである。脳の中の事件といっても、目で見えるような大きなことではなく、ミクロの単位で行なわれていることなのだが、それだけのことで「こころが病」になってしまう。

頭蓋骨に守られて一見頑丈そうだが、実は脳というのは脆くて、微妙なものなのだ。

誰でもマインドコントロールされる危険性がある？

忌まわしいオウム真理数の事件があったとき、マインドコントロールというのが話題になった。

マインドというこころは、いとも簡単にコントロールされてしまう。こころは脳のことで、つまり脳というのは非常に脆く、簡単にコントロールされてしまうということがあの事件によって、世の中に広まった。

オウム真理数に入団した一番弟子で、地下鉄サリン事件の当事者として逮捕されたH容疑者は元大学病院の外科医だった。どうして外科の医者が、サリンをまくというとんでもないことをやってしまったのか。外科の医者なのに、どうしてマインドコントロールされてしまったのか。普通に考えると、不思議だと感じるだろう。

彼は、おそらくひどくまじめな性格で、人生に対して前向きでいろいろなことをやりたいという希望に燃えていたのではないか。しかし、どこかで自分の中で、自分の夢が実現できないという思いがあったのだと思う。そういう時期と、オウム真理教との出会いがたまたまシンクロしていたのだろう。

人間はこころの中に、そうなりたいという希望や、それが実現できないというコンプレックスや不満が渾然《こんぜん》一体として同居している。たまたまそのコンプレックスや不満が全部昇華されて、違う人生に目覚められるかもしれないという誘いが目の前に現れたとき、強烈に牽《ひ》かれてゆくことがある。もうそのときには、ある意味で洗脳されてもいいという気持ちになっているといっていい。

たとえば、女性を口説くときに、雰囲気のいいバーでお酒を飲んだりすると、なんとなく相手も「その気」になることがある（そうです）。つまり女性のほうにも、刺激されるべき「その気」があるからなのである。それと同じで何か自分が変われるようなものに出会いたいと思っているときに、背中を押すような一撃、例えば「幽体離脱」などの刺激的な超現象を見せられると、「ここに身を投げてもいい」という思いが深くインプットされていく。

つまり、自分の中にあるコンプレックスや不満、あるいは不全感というのは、誰でも持っているわけで、その部分をうまくひっぱり出して、あたかもそれを解消してくれるかのような錯覚をさせる妖しげなことをすれば、脳はすっかり信じ込んでしまう。

「パブロフの犬」のようなもので、脳の考える方向を変えて、それを習慣づけてしまう。簡単にいうと、右側通行していたものを、左側通行に変えるようなものだ。

それくらい脳というのは、欲望と外からの刺激がたまたま出会ってしまうと、全く違う方向に考えを変えてしまうこともあるという、脆い部分をもっている。

最近「オレオレ詐欺」の被害が広がっているが、あの手口も人間のマインドの弱いところをうまく突いているということでは共通点がある。

「オレ、オレ」

「誰？　太郎ちゃん？」

「うん。オレさ、交通事故おこしちゃって、相手がやくざでおどされているんだよ。30万円振り込まないと、オレどこかに連れていかれちゃうかもしれない」

急いだ様子が電話口から伝わってくると、電話を受けたほうは、自分の子供や孫が危ない目にあっているので大変だとかなりあわてる。こうなると正常な判断力が低下するので、ころっとだまされてしまうのだ。

テレビのバラエティ番組などで、催眠術をショーアップして見せることがある。催眠術師が登場し、タレントに対して

「私が手を3回たたいたら、隣の人のほっぺたをたたいてください」

といって、手を3回だたくと、どうしたことか、言われたタレントは隣に座っていた人の頬をたたく。いきなりたたかれたほうは、驚いて相手を見るが、たたいたほうはまったく意に介さない。あの様子だけを見ていると、意識を何かでコントロールされているような印象をうける。

実は、催眠術というのは脳が暗示をかけられている状態にしている。

催眠術はフロイトの少し前の時代あたりから、大流行した。

19世紀の半ばごろのフランスでは、女性が失神するということが大流行した。ストレスの表現として「失神してわからなくなる」ということが、時代のモードだったのだ。一人が失神して倒れると、それを見ていた人が「わア、大変」ということでまた倒れてしまう。あっちでもこっちでもパタパタと倒れていた。

これは難しい言葉で言うと「解離する」と呼ぶ。いやなものを見たくない、聞きたくない、こころから消し去りたいと強く思うと、ふわーっと意識が遠のいてしまうことがある。一種の心理的防衛のメカニズムであるが、こういう現象が解離であり、当時はヒステリーと呼ばれた。

ヒステリーの流行というのも変な話なのだが、この時代の女性はモードとして解離前状態、つまりは催眠準備状態にあったといえる。

だから毒をもって毒を制すというか、催眠術は時代の寵児であった。あのフロイトでさえ少しは催眠術をかじった。しかし、精神分析という手法を発見した彼は「いち抜～けた」となり、栄華を誇った催眠術も衰退していった。

催眠術の理屈は、フロイト理論を少し借りるならば、催眠状態では自我や超自我の部分が沈静されて、無意職の領域がふわっと立ち上がってくる。この無意識が前面に立っている状態のときに、何か暗示をかけることによって、こころにひっかかっている諸問題を払拭させようという試みである。具体的には、不安神経症や対人恐怖、吃音といった「わかっちゃいるけど直せない」というものを治療しようとする。

ただ、催眠をかけたとしても、日常の場合で活躍するのは意識の領域であり、無意識の領域に対して暗示をかけても、はたして意識すべてをコントロールできるかという問題がある。またその効果が持続したり、安定するかについては個人差がある。

最近は、人間は意識する動物なので、その意識つまり「自我」ときちんと向き合わなければ、本当の意味で有効ではないのではないかという考え方が主流になってきている。

修正された行動を、認知を根付かせるのは「自我」である。その意味では、人間は、無意識レベルからマインドをコントロールされる「恐れ」をもってはいるか、結局コントロールされるものが「自我」である以上、誰もが決して「密かに」マインドコントロールされるわけではない。どこかで「自我」がNOと言えばマインドはコントロールできないのである。

やわな脳ではあるが「一寸の虫にも五分の魂」があるのである。

「自分をほめてあげたい」は、キザなこと?

最近の女性は、ブランドバッグや高級宝飾品を自分で買う人が多いという。

「一所懸命がんばった自分へのご褒美に買う」

と理由をつけて、買っている。

この自分へのご褒美は、疲れたこころにとってとても大切なこと。周囲にほめてもらうのは嬉しいことだし、そういう環境にあれば最高だが、なかなか他人からほめてもらうという状況にはなりにくい。

そうなったら、誰がほめなくても、自分で自分をほめてやればいいのだ。人生の慢性的な不満も、自分をほめてあげることによって、人生の慢性的な満足のようなものに変わってゆく可能性がある。

精神障害者の治療の一つに、生活技能訓練というのがある。ソーシャル・スキルズ・トレーニングという言い方のほうが一般的かもしれない。

これは、精神障害によって対人接触が得意ではなく上手に人と付き合えないとか、うまくものごとが表現できず苦労をしているという人に対して行う訓練である。そういう人に対しては、どうしても、

「なんだ！　その態度、しっかりしろ」と言いたくなる。しかし、ソーシャル・スキルズ・トレーニングでは。

「まずやってみましょう」

というアプローチをする。

たとえば、喫茶店に行ってアイスコーヒーを頼むということを実際のロールプレイで訓練する。

「アイスコーヒーをください、と大きな声で、表情を使って、目を大きく開いてやってみましょう」

と促して、実際にやってもらう。一度やったら、まずほめる（かなり下手でもです）。もう拍手喝采、やんや、やんやでほめる。

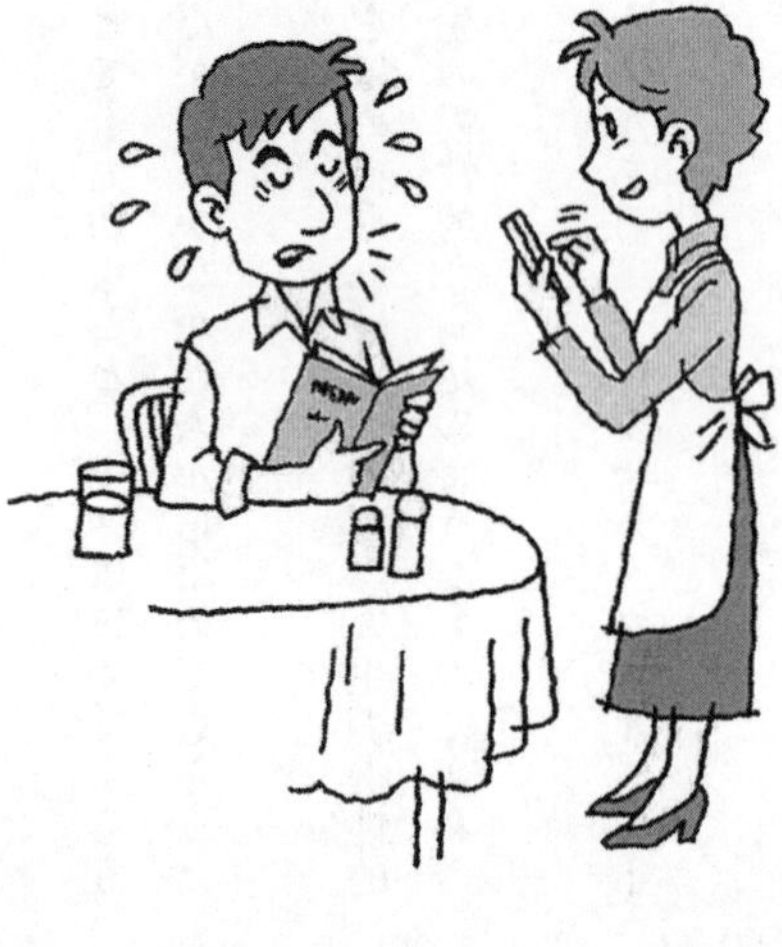

こうすると、やった人は嬉しくなり、自分の中で結構できるんだと思う気持ちが芽生えてくる。そのときに

「すごくよかった、もう一回やったらもっとよくなると思う」

ともう1回やってもらう。そうすると、もっと乗りがよくなって、もっと大きな声で、もっと表情を使って、もっと目を見開いて言えるようになってくる。これを、正のフィードバックといって、非常にポジティブな「もある思考」といえる。

「もある思考」というのは、「まだできる、こんなこともできる」というように、前向きに考えるもので、精神障害者の失われた能力を見るのではなく、残っている前向きな能力を発現させるための考え方。残っている能力を蘇らせるには、決して叱ったり、気合を入れたり、はっぱをかけることではなく、ほめることが一番効果を発揮する。

ちょっとでもできたら、ほめる。これが一番なのだ。

たとえば、ちょっと顔を出している蓑虫《みのむし》に南風を吹きかけると、引っ込んでいた全身が出てくる。このように、人間の能力を開眼させるには、決して北風を吹きかけるのではなく、南風を吹きかけることが大切なのだ。

ほめるという南風を吹きかけていると、物の考え方やとらえ方が変わってくる。

何でもネガティブに考える人に、ちょっと物の見方を変えて前向きに考えるようにしただけで、本人の気持ちも楽になるということがある。

他人がほめてくれなかったら、自分で自分を盛大にほめてみる。

「よく働いてえらかったね。ご褒美、ご褒美」

メンタルヘルス的には、「自分をほめる」のは決して恥ずかしいことでも、キザなことでもなく、積極的にやってもらいたいことである。なにも、人の前で声高に言うことはないけれど、こころの中で快哉を叫べば気持ちも爽やかになるはず。

男性も正々堂々と自分へのご褒美をあげたらいい。


製薬企業は、世のため人のために新薬を開発している？


このところ世界的に「世の中が脳化している」といわれている。

ヒポクラテスの時代は、こころの病気は「メランコリー」「マニー」「てんかん」の3つに分けて、それぞれに振り分けているだけで十分だった。

しかし最近は、こころの病に関する病名がものすごく増えている。「強迫性障害」「PTSD」「パニック障害」「人格障害」などと病名がいろいろつくようになった。

おそらく昔からこうした症状はあったに違いないが、おおまかには精神病かうつ病か躁病、あとはひとまとめというような感じでなんとなく分類されていた。

それでは、どうしてこのように細分化されるようになったのだろうか。

もちろん診断技術の進歩、治療の細分化という科学主義がメインの理由であるが、あながち商業主義と無縁ということではない。

実は、これが世界的な製薬企業のニーズなのだ。

製薬企業が今後成長が見込める大きなマーケットとして、こころの分野にターゲットをしぼっている。そのために開発競争とマーケティングが実施されている。製薬企業がどれほど収益をあげるかというのが、メインテーマでとなっている状況にある。

アメリカのマーケティング理論に、品数を多くすればそれだけ客が増えるというのがある。たとえば、ダイエット一つ取りあげても、ダイエット食品、ダイエットサプリメント、ダイエット飲料などとカテゴリーを増やし、品数を増やしていけばマーケットは広がる。それと同じ理論で、こころの病のカテゴリーを広げれば、製品も増え、利用者も増えるということになる。

というのも、抗生物質などの薬は開発しつくされている。これから大きなマーケットとして期待できるのは、ガン治療薬と遺伝子治療薬くらい。ガンの新薬などはそう簡単に開発できるわけがない、ということでこころの病を治療する脳神経薬の開発に注目が集まっているのだ。

芸能人の離婚の理由としても使われたくらい最近メジャーになっている病気に、「PTSD」(外傷後ストレス障害)がある。こころが深く傷つくとそのトラウマが長く遷延して、さまざまな症状を呈することをいう。阪神・淡路大震災の後やサリン事件の後に、この「PTSD」で大変苦している人が多かったというのはニュースにもなった。

実はこの「PTSD」は、1980年代以降に名づけられた病気である。

それまでにも、こうした症状はあったのだが、「外傷性ヒステリー」や「神経症」や「うつ」などに分類されていたと思われる。「PTSD」と正式に名前がつけられ、ひとくくりにされたのはせいぜい20年ほど前のことなのだ。

海外では、「ＰＴＳＤ」の治療薬というのも一斉に開発されて一大マーケットになっている。

最近の「ＰＴＳＤ」ばやりのおかげで、何か大変ショックなことに遭遇すると「ＰＴＳＤ」になるということがすり込まれている傾向もある。事実は、ＰＴＳＤもなる人とならない人があり、いわば状況、体質、脆弱性、つまりは「心力《こころりょく》」と関係しているのである。しかし、現実は違う。

小学生の子供をもつ母親から、

「子供をたたいたのですが、ＰＴＳＤにならないでしょうか」

といきなり電話がかかってくることもあって、これには私のほうが面食らった。言葉が独り歩きをしているような感じがする。中には「大震災にあうと必ずＰＴＳＤになる」と本当に信じている人がいるのは困った現象だ。

現代はうつ病の時代といわれている。

製薬企業は、これに対応するために「ＣＮＳ」（セントラル・ナーバス・システム）という脳神経系の分野の開発にシフトしている。

このトップを走っている薬に「プロザック」というのがある。幸か不幸か2004年上半期の日本ではまだ発売はされていない。「プロザック」は、本来は抗うつ剤なのだが、幸せになる薬というコンセプトで欧米では気軽に使われて大ヒットしている。使われ方をみると、もはや病気の問題ではないという気がする。

世界銀行が「ある疾患を治療することによってどれくらい世界の経済力が上がるか」という試算を行った。それによると、ガンや感染症を撲滅するよりも、精神疾患を撲滅したほうが労働力の確保が確実になり、経済力の向上が期待できるという。

アメリカでは毎年1800万人がうつ病になっているし、中国でも毎年1600万人がなんらかの精神疾患になり、1000人に15人（1.5%）の人がうつ病で全く機能していないといわれている。中国22都市の大学生のうち、16%が情緒不安や精神的緊張を感じているといわれ問題になっている。こうした人を回復させることによって、中国経済は飛躍的に伸びるといわれている。

日本の厚生労働省も、「うつ病の職場復帰プログラム事業」をスタートさせている。その概要としては、職場のストレスによってうつ病を発病し、休職中の会社員を対象に、対人関係の訓練や、職場への模擬出勤の訓練を行うもの。まずは、モデルケースで効果を分析し、今度都道府県に導入をすすめてゆく予定だという。いかにうつ病が職業市場にインパクトを与えているかを認識してきているようで、多少費用をかけても社会復帰を成功させれば労働力としてリターンが多いと考えるようになっているのだと思う。

国が力を入れるくらいだから、製薬企業がこの巨大マーケットを指をくわえて見ているわけがない。

「脳の時代」「うつ病の時代」というムードに乗じて、CNSマーケットはいっそう広がりを見せている。

ということで、いい薬が増えればいいと純真に喜んでばかりもいられない現実もあるのである。製薬企業は必ずしも「世のため、人のため」ばかりに新薬を開発してはいない。消費者は薬を「飲まされる」のでなく、「選んで飲む」というチェックがこれからの時代はさらに必要になるであろう。

3章　うつ病になりやすい人・なりにくい人

ノルウェー人はスペインではみんなうつ病？

人間というのは、寒くなると動きたくなくなる。寒いというだけで、筋肉も血管も縮こまり、行動が制限されるようだ。氷点下20度、30度という世界にいると、当然口数も少なくなるし、表情だって乏しくなるだろう。北欧ノルウェーの人たちは、そういう長く厳しい冬を耐えながら生きている。

もし、ノルウェー人が太陽さんさんと降り注ぐスペインにいきなりワープされてしまったら、どうだろう。スペインでは、夏は夜10時過ぎまで明るいので、家族みんなが散歩をする。深夜までアルコールを飲みながら歌い踊り、陽気に過ごす。

こんなスペイン人の中に、ポッと真冬のノルウェー人が入ったら周囲の人はどう思うだろう。

「なんて、暗い表情をしているんだ。もしかしたら、この人は何かこころにつらいことがあるんじゃないか。もしかすると、うつ病か」

なんて、思われかねない。

逆も考えられる。

ノルウェーに陽気なスペイン人がポッとまじると、一人だけやたら陽気。乗りがよくて、いつも陽気に歌ったり踊ったりしている。

「あいつは、妙にテンションが高い。もしかしたら躁病なんじゃないか」

と言われかねない。

つまり、うつや躁の基準というのも絶対ではなく、相対的・文化的な面もあるのだ。

たとえば、雇用も何もない時代に、仕事につければありかたいと思っていた人は、雇用がないとしても、それほどうつにはならないだろう。しかし、現代のように雇用が満たされて、もっと上とかもっといい生活をと目指している時代であれば、リストラされたということで敗北感を感じる度合いが強くなる。

このごろの若い女性は、ほとんどヴィトンなどのブランドバッグを持っている。ブランドバッグを持っていない女性が、

「みんな持っているのに、私だけ持っていない」

ということでゆううつな気分にならないとも限らない時代なのだ。

相対化という意味では、現代はうつ病になりやすい時代といえるかもしれない。

とはいっても、現代だけが突出してうつ病が多いわけではないと思う。

たとえば、お伽噺《とぎばなし》などでは、お姫様が恋の病で臥せっているというようなお話がよくある。

「あの方を思うと、苦しくて、苦しくて」

息も絶え絶え、ベッドに臥せったまま起き上がれない。

昔のお姫様はずいぶん純情だったのだなと言えないこともないが、症状だけをみるとうつ病だと診断できないことではない。

「恋の病」が実は「こころの病」だったとなると、お伽噺としてはちょっと興味が半減するかもしれないので、深読みをしないほうがいいのかもしれないが。

現実社会でも、

「うちの母は身体が弱くてすぐ寝込んじゃいます」

という話はよくある。蒲柳《ほりゅう》の質で、いかにも身体が弱そうな感じの女性が寝込んでいると、身体が弱いのかもしれないという気がする。しかし、実は夫の浮気に悩んでいて、しかし夫に文句を言ったり、周囲の人に相談することもできないままに自分の胸にしまい込んでいるのかもしれない。それがこころを疲れさせてしまって、うつな気分になって起き上がれないということだってないとは限らないのだ。

実は身体が弱いから寝込んでいたわけではなく、気持ちが弱いから寝込んでいただけかもしれない。

こうしてみると、本人や周囲もうつ病とは思っていないが、実はうつ病だったということがけっこうあるだろう。

うつ病の人は、意外に身近にいるものだ。

「うつ」は時間がくれば治る？

カーペンターズの歌に「雨の日と月曜日は」という大ヒット曲がある。

雨の日と、月曜の共通点は、なんだかゆううつだという意味のタイトルの歌である。

たしかに、晴天よりは雨のほうがゆううつな気分が強くなる。靴が水にぬれるといやだ、せっかくセットした髪がくずれるからいやだ、蒸し暑いから不快だ、理由はいろいろあるだろうが、それでも仕事や学校にはでかけてゆく。

ゆううつなムードを気持ちで振り払い、負けないのだ。

しかし、ひとたび何かショックを受けるような事件に遭遇したり、親しい人から裏切られたりというライフイベントに襲われると、どっと気分が落ち込むことがある。ゆううつな気分が心に充満して、どうしても気分が落ち込んで、気が晴れないということもあるのだ。

しかし大抵の人は、何かのきっかけや時間の経過とともに元気を取り戻す。

これはうつ気分ではあるが、まだうつ病とはいえない。

うつ気分とうつ病の間には、どれくらいの違いがあるのだろうと考えるに、天と地ほどの差とはいえないが、かなり大きな差がある。

うつ気分はうつ病とは違うし、うつ気分がそのままうつ病になってしまうということではない。

うつ病というのは、落ち込んでいる状態からなかなか抜け出せないという期間がとても長く、しかも落ち込みの度合いもものすごく深いという特徴がある。

しかも、気分が落ち込んでいるというムードの問題だけでなく、さまざまの症状を伴うのが普通だ。

たとえば、眠れない、食べられない、何もする気がおきない、集中力がない、誰にも会いたくない、起き上がれないなど、ないないづくしの症状がでる。そしてもう一つ、「死にたい」という思いが強くなっている。

ちょっと落ち込んでいるときに、瞬間的には死んじゃいたいと思ったりするのだが、実際に死ぬことはないし、死にたいと考えたこともすぐに忘れてしまったりする。

ところがうつ病になると、いつも頭の隅に「死にたい」という気持ちがある。

英語で言うと、「ハンギング」つまり、じっとそこに吊り下がっているようなもので、「死にたい」気持ちが頭から離れなくなる。そうなるとこれは正真正銘のうつ病となる。

人間の気分は、ちょっと気分がいい、ちょっと元気がないというように頭の中で上下はするが、おおむねある一定の健常の範囲の中で動く。

うつ気分というのは、健常の範囲よりも低いところに位置している。そのずっと下のほうにうつ病があるのだが、このうつ気分とうつ病との間にもグレーゾーンがある。

グレーゾーンにいる人には、仕事の能率が上がらないとか、生活が楽しくないとか、体調が悪いとか、肩が凝る、頭が痛い、おなかが痛いというような症状が出ている。

グレーゾーンに関していえば、明確にうつ病ではないのだが、うつ病と考えて治療したほうがいいだろうということで、治療すると治ることもある。ちょっとへこんでいるくらいの気分だから、放っておけばいいということでもない。何事も早めの治療が効を奏する。

たとえば、体力が低下すると、風邪をひくことがある。風邪を引いたときには、まずゆっくり静養して、栄養のつくものを食べて、薬を飲んで2、3日すると治っている。

うつ病も同じで、抗うつ剤を飲んで、ゆっくりとしていると、ある時間がくると治る。

うつ病は「心が風邪をひいた状態」という表現をされることもあるが、誰でもいつでもかかる可能性があり、薬と静養で治るあたりもよく似ているかもしれない。

大事なことは、うつ病になった場合放っておいてはなかなか治らない、むしろもっと悪くなるということである。「時間がくれば治る」とたかをくくらないことだ。

　多くの人は白分か「うつであるはずがない」と思ったり、具合が悪くなることで、考えまで暗くなって「治るはずがない」と思って治療をいやがることである。

　精神科医も心療内科医も決してあなたをとって食べたりしない。笑顔で迎えてくれるからさっさと門を叩くことです。

男性のほうがうつ病になりやすい？

　遺伝子の解析が進んで、遺伝子レベルである特定の病気になるリスクの高い人とそうでない人とが判定できるようになりつつある。

　たとえば遺伝子レベルでガンになるリスクが高い人はいる。かといって、リスクが低い人が絶対ガンにならないかというとそうは言えない。環境や外的要因などによって、ガンになってしまう人もいるのだ。

　うつ病も、遺伝子的にハイリスクやローリスクの人はいる。

「私は絶対にうつ病にはならない」

と宣言する人がいたら、それは大嘘つきである。

長い人生にはどんなライフイベントが待ち受けているかもしれない。

いきなり、会社を解雇されて、しかもそれまで何とか持たせていた夫婦関係が崩壊し、離婚され、家を奪われ、路頭に迷うということもないとはいえない。ワーカホリックだった人が定年退職したあとに、生きがいが見出せなくなってしまうことだってある。そうなると、気分が激しく落ち込み、やがて眠れない、食欲がない、やる気がおきない、誰とも会いたくない……死にたい、というように、うつ病にならないとも限らないのである。

年間自殺者3万人の大半が中高年の男性だという。自殺の大きな原因の一つに、うつ病がある。とすると、うつ病になっている人は、男性のほうが圧倒的に多いのではないかという印象を受けるかもしれない。しかし、疫学的には若干女性のほうが多いといわれている。

うつ病に関しては、もともと女性のほうが男性よりも高いリスクを負っている。

「マタニティブルー」という言葉を聞いたことがないだろうか。出産後の女性が、ゆううつな気分になって、体調もよくなく時には寝込んでしまうもの。マタニティブルーなんて横文字にすると、ちょっと気分がすぐれない程度かと感じられるが、日本語では「産褥《さんじょく》うつ病」という立派なうつ病が存在する。

それから更年期を迎えた女性が、落ち込んだり、体調がすぐれずうつ症状になることもある。

実は、これは女性の生理周期とホルモンがかなり大きく関係している。生理前になると、イライラしたり、情緒不安定になる女性が多い。これはホルモンの変化が、感情に影響を与えている。出産後や更年期はこのホルモンの変化が急激におこるので、これが気分に影響しうつ症状になってしまうことがある。

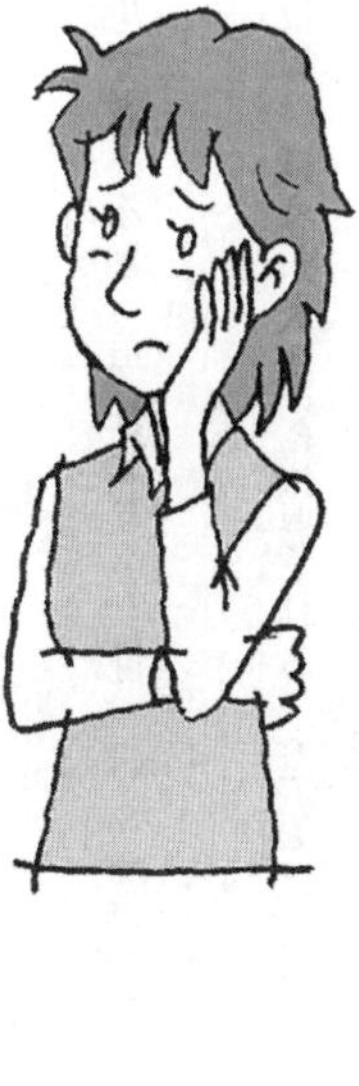

気分が落ち込んで何もする気にならないと言う女性に、抗うつ剤を処方していたがあまり症状が改善されない。ためにしに、ホルモン剤を処方したところうつ症状が改善したという事例もある。おそらくこの女性は、更年期障害の症状として、うつ症状が現れていたのだろう。

つまり、体が本来もっているホルモンレベルで考えると、男性よりも女性のほうがうつ病になるリスクが高いということになる。

しかし、ニュースではうつ病による男性の自殺のほうが大きく報道される。だから、男性のうつ病患者のほうが多いような印象を受けるのかもしれない。これは、おそらく、男性のうつ病のほうが社会的なインパクトが大きいからだろう。

就学期の子供がいるうつ病の父親が、妻子を残して自殺したとなると、これはメディア的問題となる。しかも、うつ病になった原因が不当なリストラだったというような背景でもあるとなおさらである。それに比べ、夫との不仲を苦に自殺した妻の話は巷間をにぎわすことはない。よくある話だと思ってしまうからである。でも、自殺は人生のよくある物語の中でおこる。決してニュースになるために人は死ぬわけではない。

統計的には決して多くはないのに、精神障害者の犯罪がスキャンダラスに取り上げられ、毎日のようにそういうことがおこっているようなイメージを人が持っていることと似ている。こうしたことから、男性のほうが女性よりもうつ病に悩む人が多いと思われるのかもしれない。

女性はホルモンの要因だけなく、男性と同じようにストレスを抱えているので、うつ病リスクは高い。

たとえばお姑さんとの葛藤、子供の受験問題、反抗期、そしてエンプティ・ネスト・シンドローム、いわゆる「空の巣症候群」なんていうのも控えている。子育てに人生をかけていたのに、子供が巣立ってしまい心の中が空っぽになる。私の人生はなんだったのかしらというわけだ。そして、昼間一人残された家の中で感じる孤独。女性に課せられた社会的な制約などもあり、うつうつとした気分になりやすい環境がある。

世の中の注目が、男性のうつ病にばかり向いているが、その陰で多くの女性がうつに悩んでいるということも事実なのだ。

日本人はアメリカ人に比べてうつ病にかかりやすい？

日本人は、謙虚さを美徳とする伝統がある（最近はちょっと崩れ気味という感じもあるが）。

「オレが、オレが」というような自己主張をあまりしないし、自分のことを自慢気に他人に語るような人も多くない。ましてや、気分が落ち込んでいるなどということは、なかなか他人には話さない。

しかし、アメリカ人やイギリス人は自己主張が強いので、強いサイコロジカル・マインド（心理学的心性とでも言おうか）をもっている。

ちょっとでもゆううつな気分になると精神科の医師のところに行って、

「I'm depressed」（落ち込んでいるんだよ）

と堂々と言う。

ところが、日本人を含めたアジア人は、気持ちが落ち込んでいるという表現をする人ほとんどいない。たいていは、

「ずっと体がだるいんです。頭も痛いし」

と体の不調を訴える。

当然最初に診察をうけるのは、内科が多い。ところが内科的に診ると重篤な症状ではない。しかし、本人は体調が悪いと訴える。というやりとりがあって、困り果て、めぐりめぐってようやく精神科にくるというケースが圧倒的に多い。

体調の悪さのルーツが、実は気持ちの問題だったということが多いのが、日本人を含めたアジア人の特徴なのだ。

精神の落ち込みをダイレクトに受け取るのは、なんといっても胃腸。胃が悪い、お腹をこわしている日本人のなんと多いことか。そのうちの、かなりの割合がストレスによる精神の落ち込みが原因なのだ。

これは、欧米と日本の言葉の文化を比較するとよくわかる。

日本語には怒りを表現する言葉が、とても少ない。また、人を罵《ののし》る汚い言葉というのも英語に比べるとかなり少ない。おそらくこれは、日本人は怒るということを美徳とはしないせいだろう。だから、表立ってはなかなか怒らない。

怒り・罵りの言葉といえば、せいぜい「貴様」「馬鹿野郎！」という程度。馬鹿野郎という場合、怒りを表していないこともあるくらいで、本当の怒りの言葉というとすぐには思いつかない。「このとんちき」とか「糞《くそ》ったれ」とか「消えちまえ」などというものがあるが、どうも英語の四文字言葉（伏字として有名なやつ）などにくらべれば迫力不足で、語感には妙な愛情さえ感じられる。結構、日本人は裏でいじいじといじめや意地悪はするのだが、とにかく表だっては怒らない。

アメリカ人は、怒りの言葉のバリエーションが本当に多い。汚い言葉をたくさんもっている?。女性だって、平気で使う。あんなに可愛い顔をしているメグ・ライアンが、映画で平気でものすごく汚い言葉を使う。男性にいたっては、映画での話だが、気に入らないとすぐに相手を殴る。会社の同僚でもすぐに殴る。でも、仲直りをするとけろっとしてまた仲良く飲んだりする。総じて感情表現は激しいが、後を引かないのが欧米人の文化といったらいいのかもしれない。

また、日本人は、率直な感情表現を得意としない。相手に不満や怒りを感じても比較的我慢する。

上司に対する怒り、亭主に対する怒りなどをこころの内にしまいこんで、外には出さない。こうやって外に出なかった怒りの気持ちが、毒となって身体をまわり、それが胃や腸を直撃する。これが嵩《こう》じると、うつ気分が深くなりうつ病になる可能性もある。うつは感情病と言われるぐらい感情とかかわっているのである。

とはいうものの、日本人がうつ病になりやすく、欧米人がうつ病になりにくいというと大嘘になるところが面白い。つまり、感情に率直であればうつ病にならず、感情に率直でなければうつ病になるという仮説は成立しないのである。感情に率直であればすぐにうつ気分を感知してしまうということでもある。身体に回らない分だけうつになり方が単刀直入である。つまりは欧米人のほうがうつ気分への「閾値」が低いとも言える。

実際、世界のどの調査でも、うつ病の時点有病率（ある時点でどれ位うつ病の人がいるかという割合）は3％ぐらい、生涯有病率（一生のうちどこかでうつになっているかという割合）は、15～20％ぐらいと言われる。

「感情表現の激しい」国民だろうと、「感情表現が穏やか」な国民だろうと、神様は平等にうつ病にさせるのである。

お金がないと、うつ病になる？

お金持ちも、うつ病になる。

お金があっても、家族が病気になったり、かわいがっているペットが死んだりというショックが引きがねになって、うつ病になったりする。

お金があってもうつ病になるのだが、深刻なのはお金がないという状況が引き起こすうつ病。

経済的不安は、人間をうつ気分にさせる。お金がないと、人間は不安になるようなのだ。

たとえば借金をすると、借金を返すことをバネにしてバリバリ働く人がいる一方で、あと35年も住宅ローンを支払っていくのかと思うと、それだけで落ち込んでしまう人もいる。ローンをきちんと支払っていけるだろうかと思うと、とても心配になって眠れなくなってしまう人もいるのだ。

借金をするということは、このように人によっては大変なこころの負担になる。

バブルの時代には、イケイケどんどん、がむしゃらに走っていたサラリーマンがたくさんいた。働きつづけないと不安で、手帳に予定をどんどん書き込み、もしスケジュールが空いていると不安になった。仕事に追われていることは、止まることに対しての不安もあいまって、大変なストレスだったはずである。ものすごいストレスは、うつ気分を引き起こす原因になるはずだった。

ところが、バブル時代はうつ病がクローズアップされることは少なかった。

というのも、お金がとりあえず回っていたということが大きくかかわっている。仕事に追われても、とりあえずお金が入ってくる。

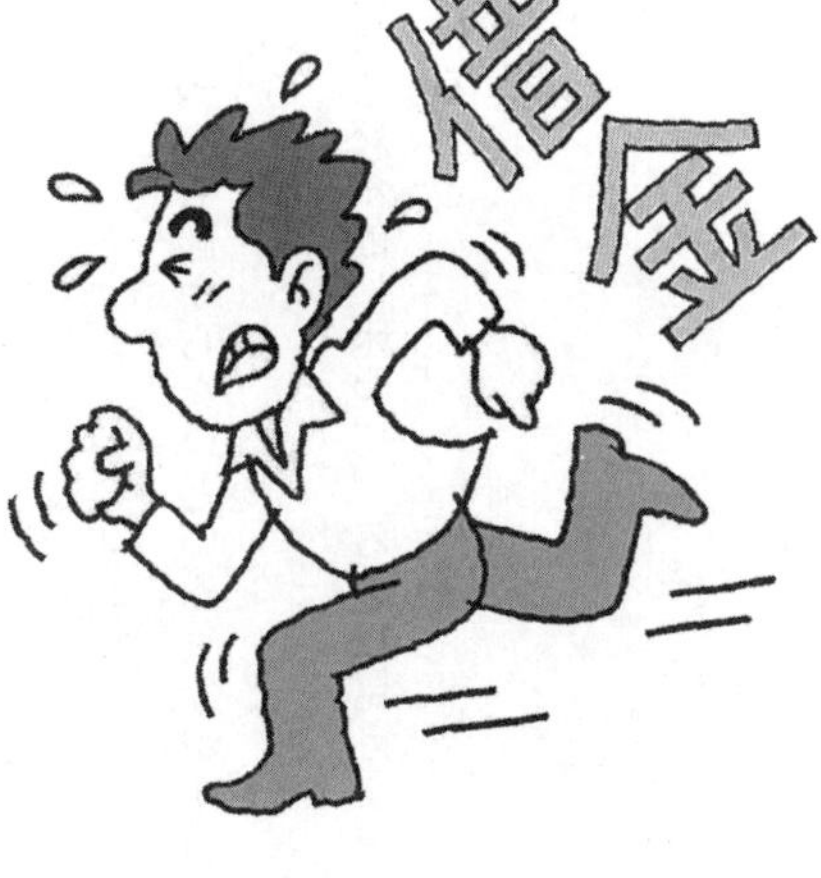

お金は意欲を刺激するので、士気が高まったのも事実である。

働いた対価としてのお金という高いモチベーションが維持されていたので、うつ病になる人は少なかったのだと思う。

振り返って現代である。

このところ、ずっと景気も低迷しているので、頑張っても儲からないという気分が充満している。自分自身にも、経済的不安が押し寄せていると感じる。

たとえば有名企業の部長クラスで、傍目にはそれほど経済的に困っているとは見えないのに、本人は不安でしかたがなく、うつうつとしている。

老後をどうしようか、たくわえが足りない。

年金が減額されてしまうかもしれない。

もしかするとリストラされるかもしれない。

貯金が目減りしてなくなるかもしれない。

そういうネガティブな現実が実際世の中にあるので、それが気分をゆううつにする。

とはいえ、社会的なムードだけが原因で個人の気分が落ち込むわけではない。

イラクで戦争がおこっているから、世界的に強力なウィルスがはびこっているから、というような遠い話ではさすがに気持ちは落ち込まない。イラク戦争を見てうつになるのは、関係している従軍記者の家族やＮＧＯの担当者であって、本当のところ自分に波及してこなければうつの原因にはならない。

それが、たとえば中国でおこったウィルス騒動で、中国から原料が入ってこなくなり給料が大幅ダウンしそうなので、もしかすると妻も働きに出ないといけないかもしれない。息子の会社も倒産寸前だ、というような自分の身近なところに話が及ぶと不安感が募る。

家族に問題がおこっている、会社が潰れそうだ、など自分に一番近いところががたつくのがこころにこたえるのだ。

昔の日本には、「金のないのは顔のないのと同じ」という言い方があった。現代ではさしずめ、「金のないのはこころの支えがないのと同じ」とでもいったらいいのかもしれない。

宵越しの銭はもたないと、見栄を張った江戸っ子が現代の日本人を見たら、なんというだろうか。

うつ病は脳の事件

脳というのは、ブラックボックスである。

最近脳に関する研究もかなり進んではいるか、すべて解明されたわけではもちろんない。前にも述べたように、脳は神経細胞の塊のようなもので、神経がぎっしり詰まっている。神経と神経のつなぎ目（シナプス）は不思議なことにくっついていないので、神経伝達物質というのが飛び交って、間をとりもっている。

伝達物質には、たとえばアドレナリンやノルアドレナリン、アセチルコリン、セロトニン、ドーパミンなどたくさんの種類がある。

アドレナリンというのは、副腎皮質から分泌されるホルモンの一種で、戦う時は交感神経が活発に活動し、心拍数を上げ血流量を増やし、反対に胃腸の働きを止めなければならないので、アドレナリンが大量に放出されて交感神経を刺激する。これによって、血液中の血糖の量が増え、心拍数が増加したりする。ノルアドレナリンというのは、アドレナリンの前駆体として副腎皮質や交感神経の末端から分泌される物質で、神経伝達物質として働く。アドレナリンと同じように、末梢血管を収縮させ血圧を上昇させる働きをしている。アセチルコリンというのは、副交感神経で刺激を伝達する物質である。副交感神経というのは、穏やかなときに作用している神経なので、ゆったり気分のときには、アセチルコリンが放出され、呼吸もゆっくり、心拍数も減り、胃腸も動いてくる。

このほかに、脳には麻薬様物質や眠らせるための物質、セックスで興奮させるための物質など本当に多くの伝達物質が分泌されている。

脳は、それはそれは複雑な発火体なのだ。

うつ病になると、なぜかモノアミンと呼ばれるノルアドレナリン、セロトニンといった物質が少なくなってしまう。ノルアドレナリンというのは、戦うモードになる物質、セロトニンというのは癒しをもたらす物質だが、これが神経接合部から枯渇してしまう。

なぜ、枯渇してしまうのかはよくわからない。

とにかく、ある日それまで順調に出ていたモノアミンが、いきなり枯渇してしまう。

これは脳にとっての、一大事！

神経と神経の隙間を神経伝達物質が仲立ちして刺激を次の神経に伝達しているのに、急に元気な仲立ちがいなくなってしまうようなものだ。

山手線は3分ごとに電車がやってくるが、もし池袋と大塚の間で線路がなくなってしまったら当然電車は立ち往生する。山手線は、1ヶ所で電車が止まるとすべての電車は動かなくなってしまう。この状況が脳で発生してしまうのだ。

大事件発生である。

山手締の線路がなくなったら、線路を敷設して山手線サークルを回復しなくてはならない。線路さえ敷設されれば、とりあえず停車している電車が動き出す。1台動き出せば、他の駅で停車していた電車も動くことができる。こうして通常の3分ごとに電車がやってくる山手線は回復するわけだ。

それでは、うつ病になった脳の工事はどうすればいいだろうか。

モノアミンが枯渇したのだから、モノアミンを補給してやればいいということになる。伝達部位を刺激して、そこにモノアミンが一定量保たれるように復旧する。

この働きをするのが抗うつ剤という薬。

最近は抗うつ剤もたくさんの種類が開発されている。一番新しいのは「ＳＳＲＩ」といわれる「選択的セロトニン再吸収阻害薬」。脳内のセロトニンの利用効率を高めていこうという考え方で作られた薬。

薬の開発も、物質の働きを細かく制御したり調整することで、できるだけノーマルな形に戻そうという方向になってきている。

うつ病は薬だけで治る？

人同士や物、場所、なんでもそうだが相性というものはある。

抗うつ剤も同じで、患者によって効く、効かないには相性があるような気がする。

薬なのだから、大体は効くという前提にたって医者は処方する。

しかし、薬は効果とともに、必ず副作用がある。人によって効きはじめのスピードも違う。薬を飲んでもらい、「飲んだ感じ」を観察しながら薬を決めている。

この「飲んだ感じ」というのが、かなり重要なのだ。

たとえば、同じマグロを仕入れたとして、銀座の高級寿司店のマグロがうまいのか、そこらの場末の店のマグロがうまいのかは、その人の感じ方次第。同じものを食べさせても、
「さすが銀座のマグロはうまいね」
ということも往々にしてある。

これがプラセボ効果というもので、薬にも当然ある。

たとえば、同じ薬を処方しても、
「大先生に出してもらった薬はいいんだけど、野田先生はヤブだからだめ」
となると、同じ処方でも大先生の薬のほうが本当に効き目に差が出たりする。必ず心理的な要因があるので、「飲んだ感じ」やその人の「好み」が大事なのだ。

ただ、薬が本当に「鰯《いわし》の頭も信心から」になってしまっては困るので、新薬を試す。治験（臨床試験）ではダブルブラインド（二重盲検試験）といって、患者に実薬とプラセボ（薬効のないもの）を飲ませてその効果を比較する。患者は自分の薬が実薬なのかプラセボなのか知らされないまま飲んで、その効果を報告する。

そこでたしかに、プラセボより有意な効果があった薬だけが市場に出ることになってい

る。

その意味ではヤブの私が処方しても、大先生が処方しても科学的には変わらないはずなのに微妙に違うのは、医者冥利に尽きるところである。

同じ度数のウイスキーでも、ある人にはジョニ黒だとグイとまわるのに、シーバスだとガツンとこないというようなたとえに似ているのだろうか。よくわからない。

ただ、抗うつ剤がどれだけその人と相性がよくても、薬だけではなかなかよくならないことがある。人間はサイボーグではないので、足りない成分を足しただけでは完全とは言えないのだ。

うつになった原因（状況因）があるはずで、それを取り除く作業もしないと、薬だけではよくならない。

眠れないということで、治療に来た女性がいる。年のころは50代の半ばで、更年期の問題でうつになっているのかもしれない。抗うつ剤と誘眠剤を処方したが、あまりよくならない。

話をじっくり聞いてみると、祈り合いがよくなかったお姑さんが昨年亡くなったという。

ところが、しばらくすると眠れなくなってしまった。

「お姑さんが亡くなって、ほっとなさったのではないのですか」

「ざまあみろという感じだったんです。当初は」

「それだけ大変だったんですね、お姑さんとの関係が」

「ええそうなんですが、どうも・・・」

彼女はお姑さんが亡くなっても、生前の葛藤から墓参りにも行かなかった。ところが時間がたってみると、墓参りにも行っていないというのが気になってしかたがない。

「どうして行かなかったのだろう」

とくよくよ思い悩んでいるうちに、眠れなくなり、気持ちが落ち込んで何もやりたくないという状態になってしまった。

この場合は、原因が「墓参りに行っていない」ことに象徴される「喪の儀式」を終わらせていない事実にある。墓参りをして恨みの気持ちを昇華させることによって、本人の肩の荷を下ろさせないとよくならない。

「お墓参りをして、久しぶりにお姑さんと話してみたらいかがですか」

墓参りを実行することで、心理的な負担を軽減すると薬にまさる効果をあげることもある。

こういう薬だけでないやりとりが診察室では交わされる。もう少し立ち入った治療になると心理療法ということになる。

風邪を引いたときには薬を飲むが、薬を飲んでいてもジョギングをやっていたのでは治る風邪も治らない。治療というのは薬プラスアルファを考えなければならない。

うつ病の治療も、薬と心理的な問題と社会的な問題を組み合わせるバイオ・サイコ・ソーシャル（生物・心理・社会的）なケアを実践していかないとうまくいかない。

うつ病を悪化させる中高年の三年返し

若いということは、何事も激烈である。

若い人もうつ病になる。それまで元気いっぱいで、パーッとやっていた若者が、急にパタッと何もできなくなるということがある。

周囲は慌てる。それまで、元気だったのが、いきなり死にたい気分になってどっと落ち込んでしまうのだから、これももう事件である。

たとえば、恋人に死に別れ、身も世もなく取り乱し、この世の終わりのような落ち込み方を示していた若者が治療をして時間がたつと、けろっと治る。そのうちにこにこしながら新しい恋人を連れてきたりする。あれは何だったのかと思ったりするのだが、なまじ我慢などせず悲しみを噴出させるほうが予後にはよいのであろう。

総じて、若い人のうつ病は、治療さえ早ければ治りも早いのだ。

問題なのは、中高年以降の人。

本人は調子が悪い、気分が落ち込んでいると感じていても、ダメはダメなりになんとかなだめながらやっているようなところがある。結局、だんだん悪くなってゆく。

たとえば、配偶者が亡くなっても、涙も見せずに淡々としているが、実は心の中で大変なショックを受けている。しかし傍目には何も見せず、いつも通りに働いてしまう。その結果、具合はどんどん悪くなるのだが本人は否認する。

ある人は70歳を超えて楽隠居の身分で、傍目には幸せな人と思われていた。ところが本人は、人生に張り合いを見出せない。華やかだった昔が懐かしく、それに引き換え現在の生活の空虚さばかりが身に突き刺さる。周囲にその気持ちを伝えようとしても、「何か不満なの？」と言われれば返す言葉がない。どんどん、気分が落ち込み、ついには自殺未遂をしてしまったというケースもある。

人生に「意味」が見つけられないのは辛いことである。

このように、生きがいが見つけられないということが、三年返しというか、積もり積もって数年後におつりになって返ってきて、重いうつ病になったりする。

こころというのは、年とともに円熟味も増すが、同じように脆くもなる。伸びきったゴムのようなもので、なかなか元に戻らなくなるのである。

ある程度の年齢になったら、感情に素直になったほうがいい。

喜怒哀楽を素直に表すこと。悲しいことがあったら人前だろうがかまわずに涙を流す。怒りが湧いたら我慢しないで怒る。嬉しければ手をたたいて喜ぶ。それをしないで我慢していると、こころが疲れてしまい、次第に元に戻れなくなってしまう。

それに性格的な要素が加わることもある。

たとえば、ここにウイスキーのボトルがあるとする。これは、とても大事にしている高級ウイスキーで、お正月や大切な客が来たときに飲もうと思い、棚の後ろに隠しておいたもの。ところがある日、息子が友達と飲んでしまった。ボトルの中は、半分になってしまった。

さあ、それを見てあなたは、「半分しかなくなったと怒り狂うタイプ」か、「まだ半分あると思いほっとするタイプ」か。

これは簡単に性格を見抜く質問である。

半分しかないという『しかない思考』というのは、どちらかというとネガティブな思考。残ったウイスキーを見て、まだ楽しめると思ったのは比較的前向きの『もある思考』、ポジティブな思考といえる。

『しかない思考』よりは、『もある思考』に頭を切り替えたほうが、気分を前向きに保つことができる。

「お金もない」「ポジションも十分でない」「いい家もない」という、『もない思考』(あるいは『しかない思考』)でいると、だんだん面白くなくなってくる。

しかし考えてみれば「お金もまあまあある」「家だって小さいけどある」「この不景気に首も切られずに勤めている」「家族もいる」「とりあえず健康にすごせてもいる」というように考えたほうが、気分の落ち込みを防ぐことができる。

ある程度年をとったら、こころが疲れないように考え方も『もある思考』に変えないと生きにくい。いやいや『もある思考』で言えば、変えるとずっと生きやすいのだ。

理解は「思考」で深まるか？

ヘビースモーカーがタバコをやめる決心をした。

頭の中では、「タバコぐらいすぐにやめられる」と思っているので、簡単にできるだろうと高をくくっている。

タバコは身体に悪い。ガンのリスクも高い。家の中も汚れる。

タバコの悪さについては頭でしっかり理解をしているのだから、それで、簡単にタバコがやめられるだろうと思っているが、なかなかそうはいかない。

頭で理解したからといって、長年の習慣をやめるというのは本当に大変なのだ。

この場合は、タバコをやめるという儀式を行う必要がある。

たとえば、タバコの箱を足で踏み潰す、ニコチンパッチを貼る、誰かと「タバコを吸ったら5万円の罰金」という賭けをするなどを実践してみる。タバコを吸っただけで、5万円も支払わなければいけないのか、と思うとなんとかがんばれるようなところがある。

つまり、長年続いた習慣をやめるには、頭の中で「俺がすぐにタバコなんてやめられる」と理解していても、何か枠組みを作らないとなかなかうまくはいかないようなのだ。

ある会社の役員の男性が私のところにやってきた。

「仕事に行くのが苦痛で、できれば休みたいが、休めない。毎日なんとなく悲しくて死にたくなる」

という。

この人は真面目で、仕事もちゃんとやってきた人らしく、会社に対しての思いがものすごく強い。そこで私は、最初に、

「白旗をあげちゃいなさい」

といってみた。

「具合が悪いということを認めて、会社を休みなさい」

「自分が会社に行かないと仕事が動かなくなってしまいます。休むなんてとんでもありません」

　会社の命運は、自分の肩にかかっていると思っているようだった。

　そこで、以前に聞いたことがあるタレントの黒柳徹子さんの話をしてみた。

　黒柳さんが若いころラジオ番組のレギュラーで出演していたところ、結石かなにかになりどうしようもない痛みに襲われて番組を降板せざるをえなくなった。黒柿さんは、自分がいなくなったらこの番組は続かないと確信し、病院のベッドでラジオのスイッチを入れてみた。自分の出演番組は当然終わっているだろうと期待していたが、番組は続いている し、自分の代役もしっかり出ている。そのときに、

「こんなものなんだ。自分が力んでも、私じゃなきゃいけないと思っていたほどには、世の中というものは自分を過度に必要としているわけではない。それなら、そんなに力みすぎないで生きて行こう。楽しく、無理なく、人のためとか誰かのためというのではなく、

自分のためにあることをあるがままに受け入れて生きて行こうと思いました」

としみじみ語っていた。

この話を役員の人に話して、

「恐らくあなたがいなくても、会社は潰れません。きっと誰かがサポートしてくれます。そうならない会社だったらあなたがいてもしかたがないじゃないですか。結局、これから疲れる一方だし、そんなに無能な人ばかり集まって、あなただけが飛びぬけて有能な会社は危ないですよ。そんな会社は早く見切りをつけたほうがいい」

とりあえず、そう説得して会社を休ませた。

その人が休んでも、当然会社はいつもと同じように動いている。その人はショックを受けたようだったが、おかげで黒柿さんと同じように自分がいなくてもなんとかなるのだと思えるようになった。

これが第一の頭の切り替え。

会社を休んで休養させて、薬を飲んでもらい、自分は病気だということを自覚してもらった。「休む」という行動をとることで、考えを変えることができたということが大事な要素である。

会社に復帰することになったが、もともと超会社人間なので、仕事が終わっても会社のことばかり考えるということになりかねない。

「会社が終わったら、会社のことを考えないようにできませんか」

「できません。どうしても考えてしまいます。どうしたらいいですか」

「こうしましょう。日曜日に着るようなセーターとスニーカーをバッグに入れて会社にもっていってください。会社が終わったら、外の喫茶店でコーヒーを飲んでトイレで着替えてください。そこで、会社はおしまい。それからは、会社のことは考えない」

セーターに着替えるという象徴的な行動をとることで、会社を忘れさせようとしてみた。

「先生、それは無理です。大勢サラリーマンが乗っている電車に、なんか穀潰しみたいに、日曜日の格好なんかして乗れませんよ」

という。

「それをやるからあなたは会社から離れられるわけです。その格好で会社のことなんて考えるわけにいかないだろうから、今度の日曜日には釣りにでも行ってやろうと考えられるのです」

洋服を替えるということで、行動の修正をした。

「会社が終わったらスーツは脱ぐ。スーツを脱ぐと同時に会社のことは考えない、頭を切り替える。家に帰ったら夫婦で話をしてください」

「何を話すんですか」

「何かテーマをもって話してください。面と向かって話をしても気詰まりだろうから、散歩に行ってください。二人で一緒にお寺の鐘の音を聞いてみてください。もしかすると、胸が締めつけられなくなるかもしれない」

こうして、夕食後の夫婦の散歩をルーティーンにしていった。

会社が終わったらスーツをセーターに替えるという行動をすることで、長年の間に形成されていった「会社人間で会社のことしか考えない」というフレームを変えることができた。もちろん、すぐにそうなったわけではないが、行動を繰り返すことによって頭で理解するよりも早くフレームを変更することができる。

フロイトに始まる心理療法は、行動を変えるのではなく「認知」を変えるというアプローチをしている。カウチなどに寝かせて、ゆっくり話をさせることで時間をかけて自分を見つけてゆく。そうすることで、「こういう自分ではいやだ」と自覚させることになり、自分を変えてゆく。たしかに、アプローチの方法としてそれもあるのだろうが、それはけっこう時間がかかる作業である。

それよりも、まず行動を変えることで、考え方のフレームを変えるほうが時間的に早く確実に変わることができる場合も多い。

このように、理解は行動から植え付けられる一面があるのだ。

日記がこころを解放することもある？

有名な小説家や文化人の日記が公開されることがある。日記というのは誰かに読ませることを意識していないために、本音や本性が現れやすく、読んでいてなかなか面白い。

石川啄木は生活の辛さをつづった日記を残しているが、それ以外に女性との交渉だけをローマ字で綴った日記が残っている。「一握の砂」のイメージと、女性を追いかける啄木は、なかなか結びつかなくて興味深い。

　日記を治療の一環で使用することもある。

　ある50代の男性が、診察に訪れたことがあった。

　この人は、日本の典型的なモーレツサラリーマンという感じで、真面目でいけいけで、しかも「（何かを）やらなければならない」という発想がものすごく強い。

　そこで、一日を振り返って日記を書いてもらうことにした。

「〇月〇日　今日はお得意さんを回って契約についてつめなければならなかったのに、上手くいかなかった」

「〇月〇日　部下のAに資料を作るように依頼しておいたのに、できていない。あいつは仕事に対しての態度がどうもよくない。おかげで、取引先とのスケジュール調整ができなかった。このままでは仕事に支障が出るのではないかと思い、もう少し努力しなければならない」

という具合に、すべて仕事のことしか書いていない。

　一日のことを書いてほしいと言ったのだから、何を食べたとか、何かを見た、誰かと会った、何々を感じたというような事柄が書かれていてもいいはずなのに、まったくない。「(何かを）やらなければならない」という発想が根底にあるので、どうしても「何々できなかった」というような総括がついてしまう。それが毎日毎日続くのだから、読んでいるほうも息苦しくなってしまう。

そこで、この日記の主に聞いてみた。

「何もできないとおっしゃるけれど、何かできたことはないのですか」

すると、その人は考え込んでしまう。

「ないです。何もできませんよ」

「そんなことないでしょう。何かできたから会社でも今のポジションになったはずだし、何かできたんでしょう」

じっと考えていたが、

「ああそういえば、あれはうまくいったな。でも、たいしたことはないですけどね」

なんでも、たいしたことはないという前提がついてしまう。

「これから、お書きになった日記を私が添削しますから」

こういって、日記を持ってきてもらうようにした。

相変わらず、「何々ができなかった。これが間に合わなかった」という否定的なことが書かれている。

私は本人の目の前で、赤線を入れる。

「この部分なんですが、できなかったことではなく、何かできたとか、何か調子がよかったという具合に書き直せませんか」

すると、その人はう一んと考え込む。それでも、何か思い出して、書き直す。これを繰り返しているうちに、恐る恐る何々ができたという記述をするようになってきた。

ある日、日記を前にその人は、

「ああそうですか。何々ができないと思うよりも、何々ができたと思うほうがいいのですね。こうしてみると、自分もけっこうやってますね」

と自己認識ができてきた。

日記の添削を繰り返すことによって、自分の人生に硬く定着した考え方を少しずつ修正することができた。

性格を変えるのは難しいが、考え方や行動の傾向を変えることはできないことではない。日記を使うことによって、こういう効果も期待できるのだ。

自殺は「愛」で止められる？

うつ病は、自殺という不幸な結果を伴うことがある。残された家族は、家族の一人を失った悲しみと自殺を止められなかったことでこころに過重な負担がかかる。「近くにいて、自殺が止められなかったなんて」という声なき非難にこころの傷は深くなる。

自殺をする際には何らかのサインがある。言葉だったり、行動だったり、何らかのサインを発するので周囲の人が気付くこともある。

うつ病になっても、すべての人が自殺するわけではないが、ほとんどの人は、何らかの形で「死」を考えているといって間違いではない。しかし、うつ病で本当に起き上がることもできないほどになっているときには、自殺する気力もないことが多い。ところが、少し快方にむかい、傍目にも元気が戻ってきたときのほうがかえってあぶないことがある。死ぬ気力が出てきてしまい、発作的に自殺にいたることがある。この時期は油断できない。

うつ病で自殺する場合、欧米人と日本人ではその受け止め方がかなり違う。

欧米人は、自分が死にたいと思うことに対して、「神に対して裏切っている」と思う。

しかし日本人は、肉親や上司、友人に対して申し訳ないと感じる傾向がある。

「自分は迷惑をかけている。自分は人間のくずだ」

と感じてしまう傾向が強いのだ。これは、おそらく日本の人間関係が、かなり繊細で緊張を強いられてるせいなのではないか。

こうしたことが、いっそううつ病の人を「出口なし」の感覚に追い込んでいるのかもしれない。

誰かが自殺をしてしまった際によく言われるのは、「愛があれば、自殺を止められたはずだ」というもの。これは幻想であって、あまり現実的なことではない。愛だけでは自殺は止められない。

70歳を過ぎたある男性が自殺した。

社会的地位も高く、お金も名声もあり、生活には何不自由ない。艶福家で、若いときから周囲には常に女性の影があった。妻が亡くなったときにも、付き合っていた女性はいた。

1年ほど前に妻を亡くし、一人暮らしで、子供はいなかった。

妻が亡くなってからというもの、その人は何もやる気がしなくなってしまった。妻が生きているときには、目を盗んで彼女と会うのがあれほど楽しかったのに、会う気もおきない。時折電話がきても、かえってうっとうしい。

家の中で、ずっと一人で過ごしていた。孤独感が募っていたのだろう。

そして、妻が亡くなって1年ほどたって自殺したのである。

妻の死亡というライフイベントと身寄りのない孤独感が、彼を深いうつの淵に落としたのだと思う。

もし、近くに家族がいて、声をかけたり、肩をもんだり、一緒に食事をしたりという行為を通して支えてあげることができたら、もしかすると自殺という最悪の事態はさけられたかもしれない。

人間は、愛を感じることは大切なことだが、うつ病になってしまった人にとってはいたずらに愛のメッセージを送ることは負担を重くする。体を拭いてあげる、一緒にご飯を食べる、黙ってそばにいてあげるといった介護的な行動のほうが症状緩和に寄与することがある。

静かに行動をおこして、何かをやってあげることで、

「あなたは大切な人だ。大事な人だから燃え尽きてもらっては困るんだ」

ということを黙って伝えてあげる必要がある。これが愛だと思うならそれでもいいが、愛を押しつけてはいけない。

「がんばれ」という声援よりも、

「あなたの痛みは伝わっていますよ。ゆっくり時間をかけて回復して下さい」

という気持を込めて、一緒に散歩をする、一緒に話をする。

また、そっと一人にしておくことが大切である。こころの介護ではなく、身体の介護をしているような感覚で接してあげることが相手のこころを楽にする。

まさか、あの元気なお父さんが自殺なんかするわけない。あれだけ恵まれている人が自

殺などするわけはない、と思う。

しかし、こころの病は健常人の常識をあっさり裏切ることが往々にしておこる。

自殺は、"I love you"というメッセージだけでは止められないのである。

「眠れない」という言葉はただ眠れないだけ？

うつ病はひどくなればなるほど、医師のところには来なくなる傾向がある。

「行っても、無駄だ」

と思い、そのままじっと閉じこもってしまう。

そうならないためにも、診察でどれくらい相手の苦しい部分を聞き取ることができるかが大事である。

私はカナダの大学で精神医学を学んだのだが、面接の授業の時にいわれたのは、

「最初に主訴を聞くこと。そして、なぜその主訴が生まれたかという病歴を聞き取りなさい。45分くらいで」

ということ。

その人の一番苦しい部分を聞き取ることから、すべてが始まる。

ある女性が診察にやってきたとする。

「よく眠れないんです」

と不眠を訴える。

この眠れないというのは、表面の話で、その下に何か大事なことが隠されている。それは、その人が眠れなくなった事情も大事だが、この人が生まれてから現在までの歴史みたいなものを開いていかないと、今眠れないという現象をトータルに理解することができない。

医師とはとりたてて利害関係がないし、中立で守秘義務もちゃんと守ってくれるという信頼感があるから、たいてい患者はしゃべってくれる。

人は苦しくなると、こころを開きたくなる。

たとえば、子供の頃の話を聞いていると、父親の話がまったく出てこないことがある。何か変だという医者の勘が働く。そういうときには、

「何かいやな思い出があったのですか」

という問いかけをすると、性的虐待を受けていたというような事実が語られてくることもある。

そういうことがあったから、今こういう問題がおこっているんだという一つの物語の絵解きができることもある。

人にはそれぞれの物語がある。その物語をどういう風に読み込むか、どこから見てゆくかは人によってずいぶん違うが、精神科医というのはそれぞれの物語を把握した上でアプローチしていかなければならないと思う。もし、その人の本当の物語を知らなかったりすると、治療の方向を間違えたり、相性が悪くなり、『ヤブ医者』と呼ばれたりすることがおこる。『ヤブ医者』と呼ばれることはしかたないとしても、相手を知っていてそう言われるのと知らないでそう言われるのには大きな差がある。

うつで治療に来る人は、性格的に生真面目で、融通が利かなくて、どんどん追い詰められてどうしようもなくて、やってくる人が多い。

そういう人はたいてい、

「会社に対して申し訳なくて」

という。

うつ病の人は、「申し訳ない」という気持ちが強くなる。罪悪感が高まって、よけいにこころが過労して、うつがひどくなってくる。

「申し訳なくて」

という言葉の下に何かあるのかを読み取るには、長い時間と根気がいる。

精神科医はうつ病にならない？

精神科の医師は、とても自殺者が多いといわれる。

こころが疲れることもよくわかり、こころのケアのしかたも知っているはずなのに、どうしてなのだろうと不思議に思うかもしれない。

精神科の医者は毎日たくさんの患者さんの診察をして、話を聞いている。

こころの病にかかった患者は、多かれ少なかれこころが傷つくようなひどい事件や事故などにあっている。

見かけはまったくごく普通のおじさんが、実は深い罪をもっていたり、キレイな女性が大変なトラウマをもっていたり、こんなに幸せな人はいないだろうと見える人が実は不幸のどん底にいたりする。

その人たちは、自分のこころにたまったものを吐き出すことによって、こころが少しずつほぐれてくる。医師はジッと聞いている。だから私にしても、

「今まで人を3人殺した」

という告白を聞いても驚かなくなっている。それほど、毎日おぞましい話やこわい話などを聞いているということだ。驚かないけれど、こころの痛みは伝わってきて、それがこちらのこころの中にもどーんと残る。

もちろん精神科医の醍醐味は、その人と寄り添っていられるわけで、自分が力を注げば注いだ分、劇的によくなったりということもある。その喜びがあるからこそ続けていられるということもある。

しかし、これが続くと「こころが凝る」のだ。

医師は守秘義務があるので、自分の中に納めて決して人にしゃべらない。相手のこころの重みがそのまま自分の重みになってしまい、苦しくてしかたがなくなることがある。ときには全力を尽くして治療にあたっても、相手に逝かれてしまうこともある。

うつ病の場合は、死にたいという気持ちがあるので、それを全力で防ぐというのは精神科医の使命なのだが、それでも深く決意してしまった人は死ぬ。

電話をかけてきたり、いろいろサインを送ってくる人は未練がある。ところが、本当に確信的な人の死は防げない。

笑って外来にきて、

「よくなりました。明日から仕事に行きます」

と、にこにこしている。変だなと思う。先週まであれほど具合が悪かったのに、急によくなったりはしないだろうと思う。

「おかしいじゃない。何か隠しごとしていない?」

いろいろ聞くが、最後までにこにこしている。お別れを言いにきたのだ。

その人は、2、3時間後に焼身自殺した。

こういうときには、こころが凝るというような生易しいものではなく、こころが固まってしまい回復が難しい。

落ち込んでいる気持ちを引き上げるために、年に2回くらいは抗うつ剤や睡眠薬を飲むことになる。

精神科医だって、いつもそれほど健康でいられるわけではないのだ。

精神科医は氷のようにクールだというのは大嘘です。

診断は何より重要？

中井久夫という高名な精神科医の言葉である。

「若い時は医者というものは普遍的なものをみる。年をとってくると患者の文化をみる。もっと年をとってくるとその人だけをみるようになる」

たとえば患者を前にすると、若い医師は病名を特定することに終始する。

「うつ病です。これが統合失調症です。これはパニック障害です」

中国人が来ても、アメリカ人が来ても、関係なく病名を断定する。

「うつ病ですから、治療はプロザックで」

と鬼の首をとったよう。これを「普遍症候群」を見立てると呼んでいる。

しかし精神科医もだんだん年をとってくると、今度はその人をとりまく文化に対して注目するようになる。

たとえば、岩手県に住んでいるとすると、統合失調症の症状を呈している人に対して、

「キツネがついた」

とキツネつきのお払いをする家族を止め立てしない。患者とその周囲の文化を診るようになる。病む人を包む風土や家族、歴史などいろいろな要素に興味をもって診察する。この時期は「文化依存症候群」を見立てるといわれる。

もっと年をとってくると、病名も文化もなにも関係なくなり、その人だけを見るようになる。その人がよければいい。病気だろうか、病理があろうが、その人が何とか生活して幸せであるかどうか、間尺に合った生活ができればいい。その人の身の丈に合った生活へ

の復帰、そのあたりを目標に努力する。

大騒ぎをして入院させるということが、決して本人にも家族にもよくないとなったら、入院はさせない。

この時期を「個人症候群」を見立てる時代と呼ぶらしい。

私もどうやら「個人症候群」を見立てる年代になってきているらしいので、若いときに比べれば、無理をして普遍診断を押し付けるようなことはしない。

「息子さんはうつ病です。統合失調症といわれるよりはうつ病といわれるほうが嬉しいんですか？　神経症といわれればもっと嬉しいのですか？　そんなことはないでしょう。息子さんがこれから先どうやっていきていけるか、どうやって学校や社会や家族の中で上手にやっていけるかいっしょに考えましょう」

と言うようになっている。

診断名を伝えるのは重要だが、診断名を伝えてもその後の治療を含めたフォローなしでは本人も家族も驚くだけ、傷つくだけになってしまう。

こころの病は、病名をつけることよりも、難しい見立てをするよりも、病とともにどうやって生きていくかが一番重要なことだと思っている。

4章　統合失調症は青春の病気だ

統合失調症の統合が意味するものは何？

統合失調症といわれ、新しい病気かと思った人もいるかもしれない。以前は精神分裂病と呼ばれていたが、2002年に病名が変更されている。精神分裂病という病名は、差別や偏見の対象になるから、という家族や当事者からの申し出があったため病名変更が行われた。

たしかに、世の中の偏見は、名前によって誘引されているようなところがある。精神が分裂するというのは、重大な欠陥がおこっているイメージがある。そこで、日本精神神経学会で病名変更について調査をはじめ、新しい病名を募集した。

英語ではSchizophrenia（スキゾフレニア）というのだが、この病名をつけたのがスイスのE・ブロイラーという人なので、ブロイラー病というのはどうかという意見もあった。しかし、これについては養鶏業者からの反対があり却下された。そのまま「スキゾフレニア」とする案や、いろいろな病名も出たが、最終的に病気の本質を端的に表すものとして、

「統合失調症」という病名に決定された。私の知り合いのご家族は「脳のリューマチ」というのがわかりやすくていいと主張していたが（なるほど、イメージは伝わるが）、これも却下されたようだ。

それでは、「統合」が「失調」するというのは、どういうことなのか。

人間の最も高度な作業は、物事を統合するということである。

このことをやや大胆な比喩を使って説明する。もちろんこの例にあてはまらない統合失調症の人は山といることは断っておく。

たとえるならば、目の前に、じゃがいも、たまねぎ、にんじん、肉、カレールーという素材が並んでいて、この素材を使ってカレーを作るという作業が統合である。野菜と肉を切って、炒めて、水とカレールーを入れて煮ることでカレーができる。この一連の作業が連動して行なわれることで、最終的にカレーが完成する。

統合失調症の人は、「玉ねぎを切りなさい」という指示に対して切ることはできる。「肉を炒めなさい」という作業もできるし、「じゃがいもむきなさい」にも対応できる。一つ一つの指示には的確に対応できるのだ。

しかし、「これでカレーを作ってね、じゃあよろしく」という話になると、突然戸惑ってしまう。

「よろしく」というのは、実に高等な作業なのである。「よろしく」という言葉は、相手のメッセージを受け取り、意味を解釈し、それを統合しデザインし、物の形に変えてゆくという一連の大変な作業を要求している。

もし統合失調症になってしまうと、「よろしく」と言われると、「はい」といったままフリーズして「よろしくない」状態になってしまう。

そこのところに、重大な欠陥がある病気なのだ。

「よろしく」の根本にあるのが、人と人とのコミュニケーションである。相手が何を欲しているか、どんなことをやってほしいかの意味を解釈しないとできない。統合失調症の人には、それが大変困難なことなのだ。

たとえば相手に「どんどんやってください」と言われたとしても、実際にどんどんやってしまうと大変なことになる。「はいはい」と言いながら、ほどほどにやらないと相手も困ってしまう。「どんどん」や「ほどほど」の微妙な度合いを感知し統合できない統合失調症の人は、これはちょっと変だぞと感じるので、ストレスがかかってしまう。しかも常にあちこちでストレスがかかるので、対人緊張が高まってしまう。

統合失調症の人が一番つらいのは、この対人ストレスである。「どんどん」や「ほどほど」や「よろしく」の渦巻いている世の中をわたっていくのに疲労困憊《こんぱい》してしまう。だからあまり人と会わなくなってしまったり、自閉やひきこもりをおこしてしまう。見た目は、けっこうタフでのんびりしているようだが、統合失調症の人の頭の中では、気遣いコンピュータがフル稼働しているのだが、それがうまくシンクロしない。だから中枢疲労をおこしてしまって、いっそう人と会いたくなくなってしまう。

このように、統合失調症という名前は、統合する力が不足しているという、病気の本質を表しているのだ。

読者の方の中には「統合失調症」ではなんのことかわからないと思う人もいるかもしれないが、私は病気の本質をより正確に伝えるという意味ではなかなかのネーミングではないかと思っている。それに病気ではないにせよ、統合を失い気味な人は結構世の中にはいるとも思う。「分裂」より親しみがもてるのではないか。

思うに、日本は、「よろしく社会」である。

細かいことを決定しないで「あとはよろしく」と相手に対しての丸投げの構造がある。しかし往々にして、読み違いがおこっていて、結果が「よろしくない」ので文句や愚痴が出る。自分の期待通りにやってくれないというわけである。ならば、きちんと表現すればいいのに、たいていはそうはしない（表現できない場合も多い）。「やってくれるだろう」と期待を込めて「よろしく」というハートのエースを投げるわけである。

このハートのエースが的中しないと、

「あいつは能力がない」

と相手を罵る。自分の指示が悪かったのは棚に上げている。これが日本人社会の世界に名立たる「甘えの構造」である。ともかく、相手に対しての期待値が高い。

逆にいえば自分への期待値が低い。相手に対する期待値が高いので思ったものができてこないとイライラする。「よろしく」にそんな期待を込められては本当は誰だって困る。でも、そこはよくしたもので、「よろしく」をキャッチボールしている人々はその困った状態をなんとなくチャラにしているのだ。

でも、真面目な統合失調症の人はそんなキャッチボールなんかできない。

そういう点では、日本は、統合失調症者にとっては甚《はなは》だ住みにくい国なのだ。

「よろしく」という言葉は、英語にはない。

たとえば、アメリカの料理本は、電子レンジで2分加熱して、その後5分冷ましてからというように、すべて時間が書いてある。

しかし、日本の料理本のレシピには、「塩適量」という表現が使われる。

「適量」というのは、いったいどれくらいなのか、というところで立ち止まり統合失調症の人は、固まってしまう。

「玉ねぎを透き通るまで炒める」と書いてあるというので、ずっと炒めたら真っ黒になってしまったということもある。

「先生、いつまでたっても透き通りません」

という患者もいた。

日本はあいまいな表現によって、繊細な味を創出してきたのだろうが、統合失調症の人には、あいまいな表現では何をしたらいいのかわからなくなってしまうのだ。

「適切な行動」「公序良俗を鑑みて」、と言うが何か適切で公序良俗なのか、こうなると立ち止まってしまうのだ。

これが、統合失調症という病気の中核にある問題であり、それが「精神障害」と呼ばれるゆえんなのだ。

幸せな家庭に育つと統合失調症にはならない？

統合失調症というと、とても重いこころの病のような印象がある。

しかし、神経症とうつ病と統合失調症の差はどれくらいかというと、感覚的には「こだま」と「ひかり」と「のぞみ」くらいの差なのではないだろうか。

大差ないともいえるし、東京～大阪間の時間をくらべるとかなりの差があるといえないわけでもない。

どんな時代にもどこの国でも統合失調症は、1％程度いる。統合失調症の人は結婚しない人が多いので、子孫を残すという確率は少ないはずだが、どの時代、どの国にも必ず

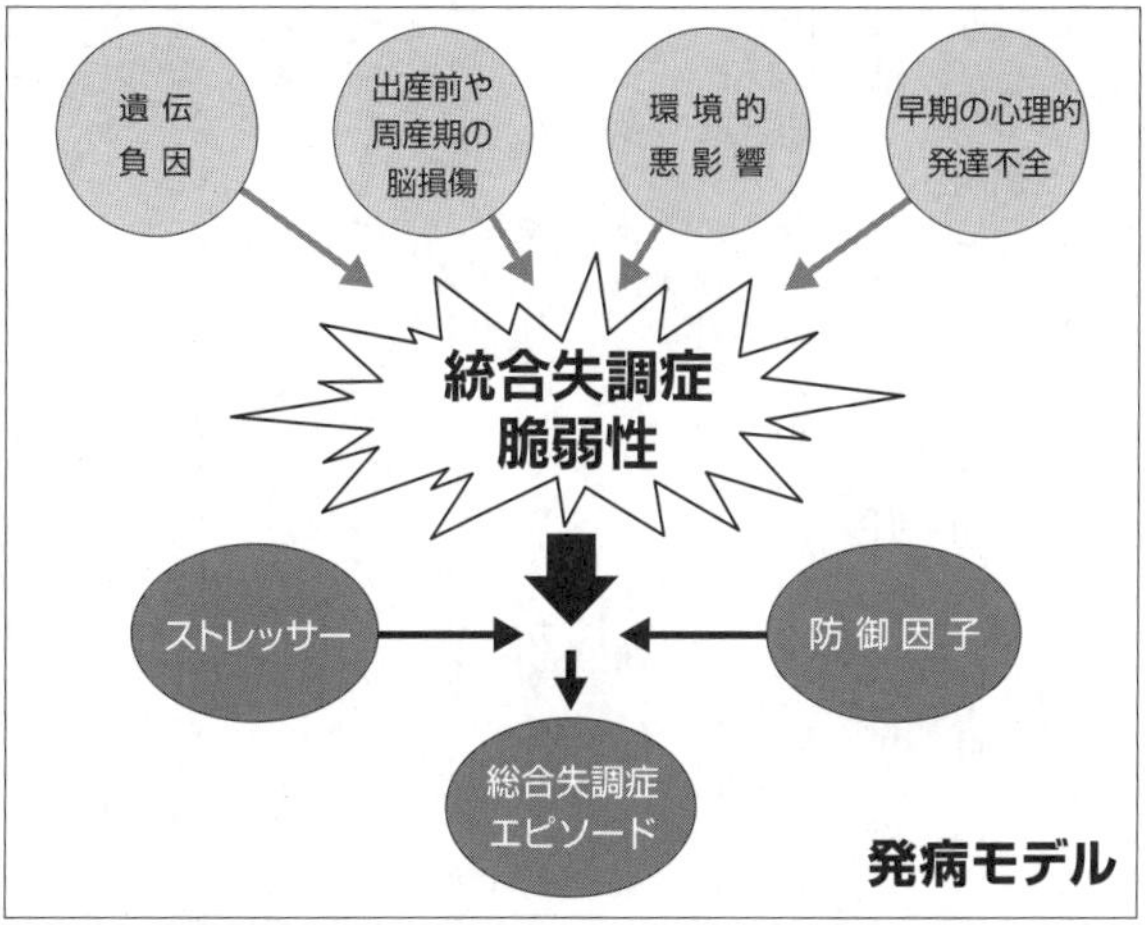

1％の患者がいるということは、もしかすると人間という生物の進化や生存にとって何らかの意味をもっているのかもしれない。

統合失調症は遺伝的な要素が多い病気だと思っている人が多いかもしれないが、現在の研究では、「遺伝の要素」と「体質の要素」と「ストレスの要素」によるトライアングルだといわれている。もちろん血統的要素がないとはいえないのだが、体質、ストレスもかなりの確率で関係しているということで、発症の要因について最近は「ストレス脆弱性仮説」というものが支持されるようになっている。

たとえば一卵性双生児を対象にした研究を

みると、二人とも統合失調症を発病する確率は最近のどの研究をとってもたかだか50%程度である。決して100%になることはない。もしすべてが遺伝で決定される病気ならば、理論的には一卵性双生児は100%の発病一致率を示すはずである。まったく同じ遺伝子をもつからである。ところが、一致率50%ということは、半分は違う要素によって支配されているということになる。

そこで「ストレス脆弱性仮説」というものが唱えられるようになった。

「なんじゃそれは」と思うかもしれないが、今のところこう考えざるをえないというような理論である。

つまり、統合失調症になる人には、遺伝の要素ないしは体質の要素から（もしかしたら周産期にウィルスがかかわっているのかも、という人もいるが）、この病気になりやすい素地（これを脆弱性と呼ぶ）が備わっているのではないかというのが大前提である。ちょうど発病しやすい思春期に、発育の環境による刺激、大きなライフイベント、人生のストレスなどが折り重なるように加わると病気になってしまうのではないかというのがこの仮説である。でも、仮説と言っているぐらいなのでまだ「決定」ではない。統合失調症研究は今でもきわめて活発に行われているので早晩もう少し明快な答えは出るかもしれない。

うつ病が年齢を問わないのに対して、統合失調症は大体10代の終わりぐらいから30代前半までにほとんど発病する。もちろん例外はあるが、一番発病リスクが高いのが思春期、青年期である。

こんなことから、青春の病といわれている。この時期に発病するのは、代謝が盛んで、組織がどんどん成長し、組織のコピーも作られる時期ということに関係するのかもしれない。


さて、幸せな家庭に育つと、統合失調症になりにくいのだろうか。

比較的社会的ストレスが少ないという点からすると、発病要因の中の社会的リスクは少ないといえるかもしれない。といって、ならないというわけではない。

世界的に著名な財閥の家にも統合失調症の家族がいることは漏れ聞こえてくる。

恵まれた家庭に生まれ、十分な愛情とすばらしい環境の中で10代までは成績もよく、活発でいろいろと気配りが利いてという人が、20代になって急に人が変わったようになることがある。ガクンと成績が落ち、あまり人と付き合わず、仕事をしても2、3ヶ月でやめてしまう。きちんと治療もせずリハビリテーションを受けないと、30代になる頃にはほとんど何もしないで、家でごろごろするだけになる。10代のころは身ぎれいにしていたのに、20代になると身の回りを気にせずお風呂にも入らない、30代はほとんど着たきりになってしまうということもある。この経過はお金持ちの子弟であろうと、貧しい家庭の子供であろうと余り変わらない。

ごく大づかみに概観すると、統合失調症というのは、人生の新芽の季節に、幻覚・妄想というメラメラと燃えるような症状とともに発病し、時間の経過とともに生活能力や社会能力が低下してゆき、徐々に徐々に生活がしづらくなる病気だと言える。

しかし、この定義は積極的治療とリハビリテーションの介入を考えないものと言える。現在では、よい薬、非常に系統化された心理社会的治療、家族へのサポート、地域でのリハビリテーションなどが揃っていて、そのケアを適切に受ければ症状は非常に軽くてすみ、後遺症も残らないようになってきている。

「統合失調症の軽症化」という事実が専門家の間でも認められるようになっている。

だから、統合失調症は決してかつてのような「絶望の病」ではない。

しかし、認めなければいけない事実はある。

どんな裕福な家庭の子供だって、どんなに愛されて育った子供だって、ガンになったり、白血病になる可能性があるのと同じように、統合失調症の発病は親にふんだんにお金があっても、溢れるほどの愛があっても防げるものでもない。また、今のところ「どうしたらならないか」というような有効な手立てもない（ワクチンや臓器移植という裏技もないのです）。

だだ、「ストレス脆弱性仮説」を引けば、発病前夜とも呼ぶべき思春期に家族の不和、離散、急激な困窮といった大きなトラウマ体験は防ぎたいものである。

過ぎたるは及ばざるが如し、ドーパミン？

ドーパミンというのは、最近話題の脳内物質である。

アドレナリンやノルアドレナリンに似た物質なので、やる気満々幸せ気分を感じるためには欠かせない。

ところが、ドーパミンが出すぎてしまったらどうなるだろうか。

前述したが、脳の中では、神経細胞と神経細胞の間には隙間があり、その隙間を橋渡しする船である神経伝達物質がある。

ドーパミンもその一つで、前方の神経細胞からドーパミンの船がでて、後方のレセプターと呼ばれる船着場につくことで刺激が伝わってゆく。統合失調症の人は、なぜか後ろ側の船着場が健常の人よりも多い。

一応仮説なのだが、レセプターつまり船着場が多いので、サービスとばかりに出船も多くなる。まあ、花見のときの千鳥ケ淵のボートのような状況である。ボート同士があっちにぶつかり、こっ

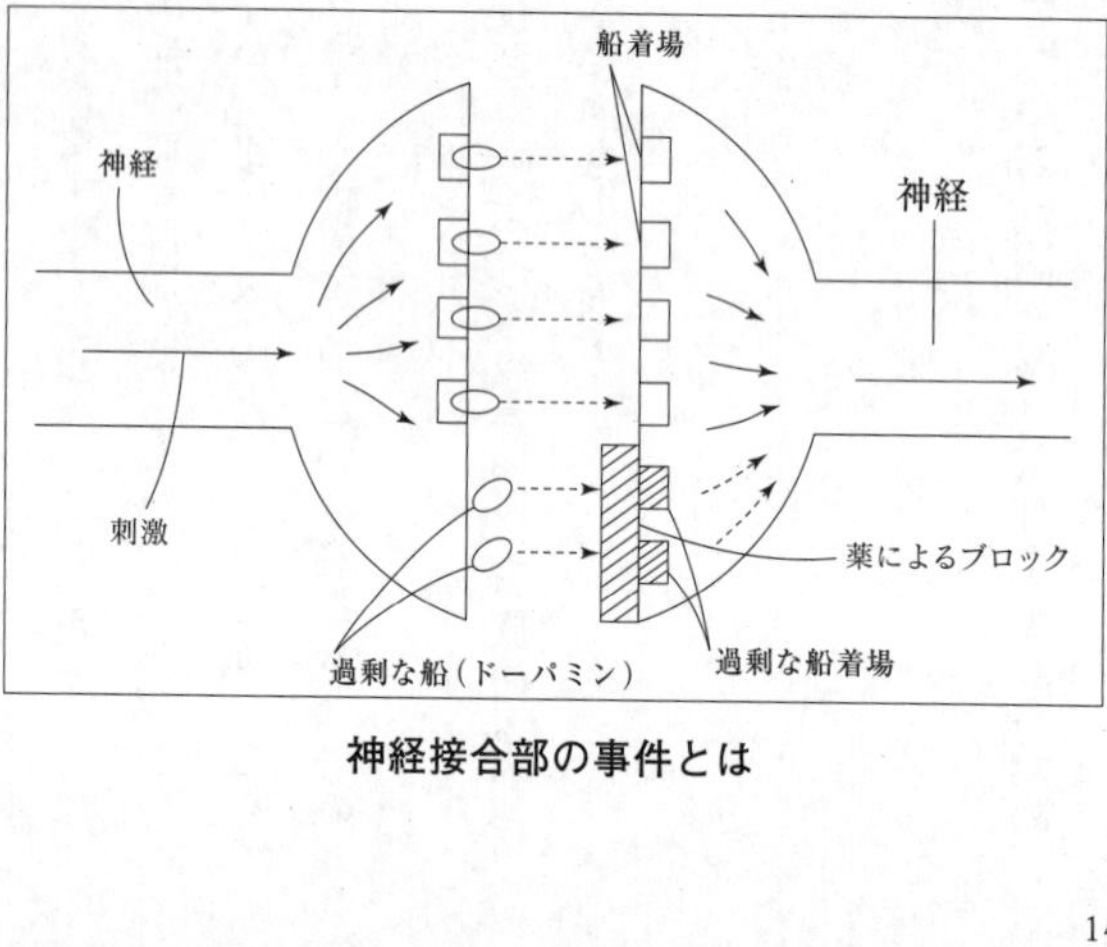

神経接合部の事件とは

ちへぶつかりして大混乱する。

このように、ドーパミンが出すぎて、レセプターに刺激がたくさん伝わってしまう。こういうものが、幻覚（幻聴、幻視、幻触など）、妄想、興奮といった精神症状という形になってでてくる。

どうしてレセプターが多いのか（船着場が増えるのか）と言われると、理由がわからない。

しかし、統合失調症の人は、なぜか後ろのレセプターが増えてしまっているのである。

この混乱を収束するには、どうすればいいか。

簡単なのは、船が出ないようにすればいいのだが、その方法はいろいろ考えられる。

船を撃沈するか、後ろのレセプターを壊すか、あるいはレセプターにふたをするか。

しかし現在は、まだレセプターを壊したり、ドーパミンの船を個別にやっつけることはできない。抗生物質で細菌をやっつけるように、ドーパミンの一つ一つの粒を壊すことはできないのだ。

それではどうするのか。

多すぎる後ろの船着場を閉鎖すればいい。

これをする作用がある薬が、向精神薬と呼ばれるもの。服用すると後ろの船着場であるレセプターにふたをすることになり、健常の人がもっているのとほぼ同じ数のレセプターだけが機能する。ドーパミンは普通の数だけが後ろ側には入って刺激が伝わってゆくので、幻覚、妄想、興奮といったさまざまの症状が治まってゆく。

薬はレセプターに対して、「今日は使用禁止です」とふたをしているので、ふたがとれると元に戻ってしまう。薬は通常24時間で効果がなくなる。1回飲むと一生ふたが閉まりっぱなしという薬は今のところないので、毎日飲まなければふたが開いてしまうことになる。しかし、薬を飲んでいる限り健常の人と同じ数のレセプターになっているので、症状は治まっている。つまり、適正に薬を飲んでいれば、症状も抑えられるわけである。

ドーパミンは人間に幸せを感じさせてくれる脳内物質のはずなのに、これが多すぎると脳の中が大パニックになってしまう。

何事も過ぎたるは及ばざるが如し、というのは真理なのだろう。

統合失調症は不治の病？

統合失調症は、脳の中でいきなり事件がおこってしまう。

身体は脳がコントロールしているが、脳は自分で自分をコントロールしなければならない。自分でコントロールしなければならない中枢部が病気になってしまうので、脳が機能できなくなり判断不能に陥る。

ここが脳の辛いところだ。

一口に統合失調症といっても、症状はさまざまである。

統合失調症について、アメリカ精神医学会が作ったＤＳＭⅣ（精神障害の診断と統計の手引き）と呼ばれる診断基準があるので、その内容をあげてみる。

Ａ・特徴的症状：このうち2つ（またそれ以上）で、各々は1ヶ月の期間（治療が成功した場合はそれより短い）ほとんどいつも存在する。

①妄想

②幻覚
③解体した会話（例・頻繁な脱線または滅裂）
④ひどく解体した、または緊張病性の行動
⑤陰性症状、すなわち感情の平板化、思考の貧困、または意欲の欠如

B・社会的または職業的機能の低下
障害の始まり以降の期間の大部分で、仕事、対人関係、自己管理などの面で1つ以上の機能が病前に獲得していた水準より著しく低下している（または、小児期や青年期の発病の場合、期待される対人的、学業的、職業的水準に達しない）。

C・期間
障害の持続的な徴候が少なくも6ヶ月間存在する。この6ヶ月間には、基準Aを満たす各症状（すなわち、活動期の症状）は少なくとも1ヶ月（または治療が成功した場合はより短い）存在しなければならないが、前駆期または残遺期の症状の存在する

期間を含んでもよい。これらの前駆期または残遺期の期間では、障害の徴候は陰性症状のみか、もしくは基準Aにあげられた症状の2つまたはそれ以上が弱められた形（例えば風変わりな信念、異常な知覚体験）で表されることがある。

（高橋三郎他訳：『ＤＳＭⅣ精神障害の診断と統計の手引き』医学書院　より）

統合失調症の症状としては、まずあげられるのが妄想。

たとえば、誰かに噂されている。悪口を言われている。見張られている。組織やシンジケートに狙われているというものなどが典型的である。

「なぜあなたのような普通の人を組織が狙うの？」と聞いても、「それが自分にもわからないんです。でも、確実にやられているんです」と答える。

壁に盗聴器が埋め込まれていたり、食べものに毒を入れられているという妄想もある。

最近は少ないが、自分はメシアであるとか、この世の救世主であるというような妄想もある。

妄想は「訂正不能な根拠のない確信」であるから、説得しても訂正されることはない。

そこが「錯覚」と違うところである。

テレパシーが来て、自分はその指令で動かされていると思ったり、誰かに自分の思考が奪われていると思ったり、テレビやラジオが自分のことを言っていると感じたりなど、「自分じゃない誰かに何かされている感じ」というのも統合失調症の症状といえる。

幻覚はあまり説明する必要もないと思うが。妙な声が聞こえる。妙なものが見えるという世界である。触られている気がするというものもある。

統合失調症に圧倒的に多いのは幻聴である。世の中の人は「声なんて聞こえても無視すればいいじゃない」と軽く考えがちだが、そうはいかないところが幻聴の辛さである。たとえるなら、24時間、365日ウォークマンをつけっぱなしと想像してもらうといいかもしれない。しかも、内容は定番メニューとなっている。

「おまえはくずだ」

「おまえを殺してやる」

「やれるもんならやってみろ」などなど。

悪口オンパレードなのである。これでは参るし、そのうち、幻覚なのか本当のことかがわからなくなってくる。くたびれ果てる。

滅裂というのは、筋が通らないことをいうことを指す。Aと言ったらBへゆき、BからCへ、CからBへと話は変転目まぐるしく、まとまりがない。要は聞いていてもよくわからないことをいう。

解体した会話というのは、話のブロックとブロックにつながりがなくて、考えが緩んでいる状態のこと。

「今朝犬に出会った。それは白い犬だった」

と言い始めたと思ったら、

「昨日食べたステーキはうまかった。犬の肉はうまいかもしれない」

といったかと思うと、

「犬はどうしたろう」

という話になる。

「そういえば、おばあちゃんからお肉をもらったんだ」

ということで、話のブロックとブロックにうまい橋渡しができない。この典型が滅裂ということになる。

感情の平板化とか思考の貧困というのはこんな具合である。

「どうですか？」

「具合はいいです」

それだけで黙ってしまう。

「ご飯、食べてますか？」

「食べています」

これでおしまい。

「夜眠れますか？」

「寝てます」

普通の会話にはフレーズとフレーズの間に「情感」が入ってくるが、どうもそういう感じがしないもの。こういう感じを感情が鈍磨しているとも言う。

それから社会的役割を果たす機能が著しく低下して、ちょっとした司会やちょっとした用事ができなくなる。奇妙な行動をしたり、ごみを集めてしまったり、一人でぶつぶつしゃべったりという症状を呈する場合もある。

真実を伝えるというのは難しいものである。こういうふうに統合失調症の「症状」だけを伝えるとやはり、「とてつもない病気」と思われてしまうのではないかと思う。しかし、顔が人間の「一部」であるように、「症状」も統合失調症をもつ人の「一部」にすぎない。

私が会ってきた、恐らく1000人を超える統合失調症の人は決して「とてつもない人」ではなかった。きっと多くの人は、町で出会えば病気などもっているとは思えないであろう。私たち精神科医がじっくりと向かい合うと、ここに述べたような症状が見えてくるのである。

統合失調症は幻覚や妄想よりも、むしろ後遺症的に現れる社会的機能の低下やコミュニケーション障害のほうが深刻な問題である。世の中で怖れられている幻覚や妄想は比較的急性期（つまり初期）の症状で、薬によってコントロールしやすい。

後述するが、統合失調症の人は決して幻覚や妄想で、急に暴れまわったり、犯罪を犯したりするわけではない。ここに大きな誤解がある。どんな病気とも同じように、適切な治療を受けることによって、症状がおちつく。適切なリハビリテーションのもとで社会復帰が可能になってくる。

統合失調度は決して不治の病ではないのである。

統合失調症は、家族のトラウマになる？

日本はもとよりどこの国でも、「こころの病」に対してタブーがあるので、隠そうという意識が働く。

血統的なものが原因なのではないか、育て方が悪かったから発病したのではないかという自分を責める気持ちと同時に、周囲からの無理解にさらされる。

家族に統合失調症の患者が出ると、それだけでも家族は大変な重荷を負ううえに、無用の罪悪感までもってしまうことが多い。

ある高名な台湾人の精神科医が指摘したことにこんなことがある。アジア人の家族は子供が統合失調症を発病すると、最初は隠そうとする。隠しながら誠心誠意「家族の愛」で治そうとする。しかし､愛では治らない。そして隠し切れなくなる。隠し切れなくなると、今度は病院に子供を捨てに行く。こういう行動の心理を彼は「愛と否認と遺棄（Love,denial and rejection)」と呼んだ。隠すか、捨てるか、どちらにしても家族にとっては大変な負担になることは否定できない。

しかし、病気の子供を家族が支えるというのは、大変重要なことである。家族が一人病んでいると、家族全員がトラウマのようなものを負ってしまうことがあるので、全員で支え合うというのが大切な要素である。

治療に当たるのも医師一人ではなく、ナース、ソーシャルワーカー、臨床心理士、作業療法士、という人たちとチームを組んで一緒にやってゆくことが何より大切である。不思議なのだが、一人で孤軍奮闘しているよりも、チームと一緒に治療を始めることで、エンパワーされることが多い。

見えない力が働くというのか、多くの人のサポートを感じ、いろいろな視点での話を聞くうちに患者も家族も元気を取り戻していく。治療チーム側もなにか力をもらえる気がする。こうやって、治療が続けられてゆくのがよい。

統合失調症が治る確率は20％程度といわれている。残りの人は、疾病をもちつつ障害もあるという構図になる。精神の障害は身体の障害と違い、外からはどこが障害なのかがよくわからない。

身体の障害のように、目に見える障害ではないし、具体的に「何ができないか」わかりにくい障害なので、余計にどこが障害なのか理解されないということがあるようだ。

私は、精神障害をよく火山にたとえている。病気の部分は火山の中央部で燃えさかるマグマで、このマグマが火を噴いて噴火した状態が精神症状の現れで、幻覚や妄想、興奮、怒りっぽさ、支離滅裂さなどの症状となる。火山は一

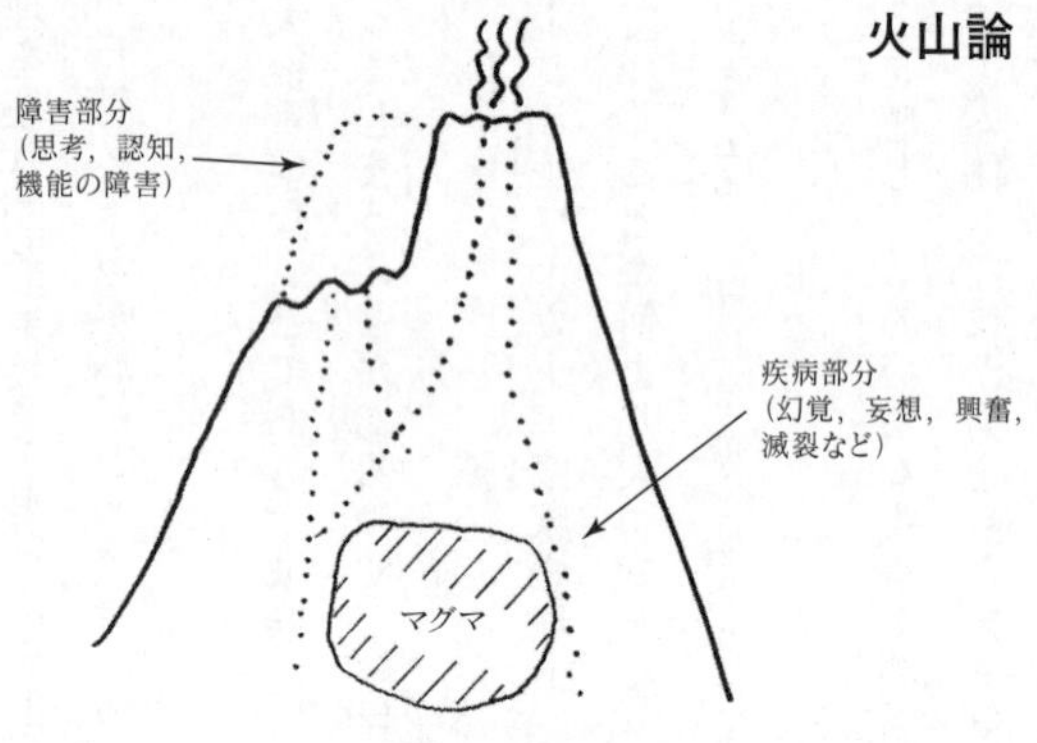

疾病と障害の共存

回噴火すると山の形が変わる。頂上が吹き飛んで、火山そのものの形が変容することがある。この吹き飛んだ部分が障害にあたる。

　マグマの活動は、向精神薬を使うことで鎮火させ、休火山にすることができる。しかし、休火山になったからといって、山の失われた部分は戻らない。この部分が障害として残ってしまうので、対処してゆかなければならない。障害というのは、具体的には思考障害や無為、自閉または社会機能の著しい低下や感情の平板化などを示している。

　しかも、発病した後は、ブレーカーのたとえがわかりやすい。健常だったときには容量が50アンペアあったとしたら、噴火で吹き飛んだ容量は20アンペアくらい。その後再発するたびに、10アンペアずつダウンしてゆく。ということは発病して5年たった人は、昔は50アンペアでも今は20アンペアくらい。ブレーカーそのものの見た目は変わ

機能アンペア論

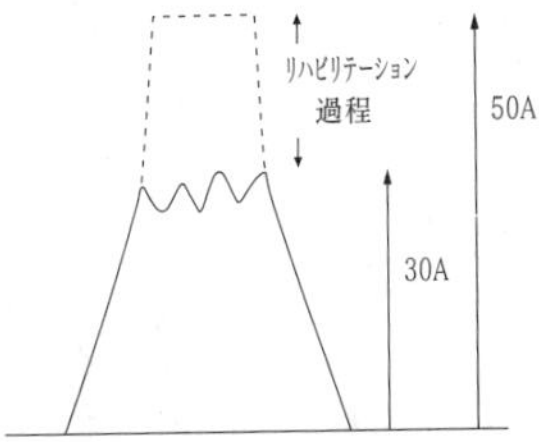

病後の「容量」は病前ほどない。
すぐオーバーロードする。

らなくても、中の容量は減ってしまっているので、昔のように50アンペアの電流を流すとブレーカーが飛んでしまうということがおこってしまう。これが「再発」である。

病気が落ち着くと、よくまわりは「昔のようにやれ」とはっぱをかける。しかし、これには慎重でなければならない。まずは、失われたアンペアを回復していくことが先決なのである。

それが精神科でいうリハビリテーションである。

火山のたとえに戻れば、リハビリテーションは治山・治水工事のようなものである。崩れた山を補修し、道を直し、植林し、火山灰で被害を受けた田畑を元に戻す。噴火ですっかりこわがって人が寄り付かなくなってしまった土地の評判を回復する作業も含まれている。

こうやってリハビリテーションを行えば社会への再着陸もずっと容易になり、「再発」という悲しい事態を未然に防ぐこともできる。

私の大好きだった元ロッテの黒木知宏投手の「復活劇」にも似たようなものなのである。

家族に患者が一人出てしまうと確かに、本人も家族も大変な重荷を背負うことになるのだが、隠すのでもなく、捨てるのでもなく、家族を中心としたチームが一体となって支え合い、復活を信じて粘り強く生きていくことが必要なのだ。

統合失調症は危険なのか？

もう一つだけ「地雷」を踏むような話をしよう。

病気というのは、常に危険を伴っている。

たとえばインフルエンザなどの感染症は、罹患する危険と人にうつす危険、そして重篤になれば死に至る危険がある。

統合失調症は危険だ、と思っている人がまだ多い。しかし、この病気だけが危険というのには嘘がある。統合失調症が危険だというのならば、どうしてインフルエンザの患者を危険だと思わないのだろうか。何の病気でも、ピークのときには、何らかの危険度を持っているのだから、そのリスクは同じである。インフルエンザは大流行すると、ひと冬に1万人単位の感染者と数百人以上の死者が出る。加えて、最近ではＳＡＲＳや新型インフルエンザまでが猛威をふるった。病気がひどいときには、何であれ危険なのだ。

統合失調症も一番ひどいときには、幻聴を聞き妄想に駆られる。

たとえば、いきなり声が聞こえてくる。

「おまえを、これから殺すぞ!」

これは幻覚なのだが、本人には紛れもない現実である。加えて、通りがかりの人が咳をしたり、目配せをしたというなんでもないことが、気になってしかたがなくなる。

「オレはスパイに完全に見張られている」

という思いに駆られていてもたってもいられない状況になる。四面楚歌になってしまう。普通に考えると、無名の人や一般市民をKGBやCIAは狙わないと思うのだが、妄想に駆られたときにはそう思い込んでしまっている。

本人が思い込んでいるのだから、周囲の人が訂正するのは難しい。

自分が追い詰められている世界が出現したときに、こうはしていられない何か反撃をしなくてはいけないと思う。そのときに、

「今ここでアイツを殺《や》れ!」

という声が聞こえると反撃に出る。

周囲から見ると、まったく了解できない行動をするが、本人の内側ではきちんとしたシナリオがあって、そういうことを実行してしまう。裁判では、そういう状態でやったことに対しては、当事者能力がない、心神喪失状態ということで、罰することよりも治療をするように判断を下す。

以上は病気の極期の話である。ここでいう危険とは、SARSの人が平気で隣に出動してきている危険さと近い。なぜ、医療がそれを食い止められなかったかということが議論されるべきだし、どういうシステムを作ればそういう事態を未然に防げるかということが検討されるべきである。教育も知識の普及も必要であろう。

しかし、世の中の人の大半は、統合失調症という病名がついたら一生危険な状態が続くと思っている。

これは大きな間違いである。

インフルエンザと同じように極期がすぎれば危険はない。つまり、治療して火山が鎮まり、煙が出ない状態になれば病気は休火山である。

休火山はまた火を噴くのではないか、病気が再発するのではないかという危惧を持つかもしれない。

だからこそ、再発しないように、精神科リハビリテーションのパッケージが実施されるようになっているのである。

病気を自覚して、きちんとクスリを飲み続ける自己責任、自分の中で異常体験と戦うよう学習するプログラムが、精神科リハビリテーションである。

統合失調症は一度発病したら終生危険というのは、大きな誤解なのである。

5章　豊かな社会がこころの病の温床

拒食症はダイエット病？

飽食の時代といわれている。

食べるもの、食べたいものがふんだんにあり、食べ過ぎで肥満になり生活習慣病にかかる人が増えている。一方で、拒食症や過食症という摂食障害の人もかなり増加している。もちろん、平安時代から食べないでやせてしまう人はいたようだが、戦争中の食うや食わずの時代には摂食障害はほとんどなかったことを考えると、飽食の時代ならではの文明病といえるかもしれない。

摂食障害は、若い女性の病気である。ごくまれに男性も拒食症になることがあるが、大半は若い女性。

世の中はダイエットばやりである。あんな風にやせたら、素敵な洋服も着られるし、きれいになるに違いないと頭の中で想像する。しかし、ダイエットは食べることを我慢するという苦しみが伴うのでなかなか成功しない。人間は苦しいことが嫌いなのだ。しかし、中にはやせることにとらわれ、理想と現実が混濁してしまうこともある。頭の中で思い描いていた理想の姿を求め、食べることさえ拒否してしまうことがある。こうなると、やはりこころの病と言わざるをえない。

拒食症というのは、やせたいという願望が強く、自分がやせていくということに対して歯止めが利かない状態になっていく病気を指す。拒食症の人は、たとえ骨と皮になっていても自分はやせているという自覚がない。どうも、自分のボディイメージがゆがんでいるようなのだ。

女性の文化も拒食症の後押しをしているようなところがある。美しい人、きれいな人はやせている人だというある種の刷り込みがあり、やせている女性は美しいという、西欧文化による時代の風潮が助長しているという面も否定できない。

「太っているわね」といわれ続けていると、「こんなに食べたら太ってしまう」「ダイエットしないと」と気持ちがあせってくる。

拒食症になる女性は、好きな男の子に「太っているね」といわれたことがきっかけで食べなくなり、食べることがこわくなり遂には、食べられなくなることがある。どんどんやせてゆく。最初はダイエットだけだったのが、次第に本当に食べられなくなって拒食症になるケースも多い。

また、女性は食べることでストレスを発散する傾向がある。そこから病気へ傾斜していったのが過食症である。

過食症の人は、極端なときはコンビニにある食品という食品を食べるだけ食べるのだが、食べても食べても、満足感がない。物理的な機械的な満足感はあるが、精神的な満足感がない。過食の人は、気持ちは食べたくないが、食べたいとなると頭が真っ白になる。食べ始めるともう止まらなくなってしまう。食べた後で後悔するので、食べないようにしようという思いはいつもある。だから、食べた後で自分で吐き戻したりする。

過食症も拒食症も、食行動に対する基本的な喜びを喪失している。

人間は、単に生きるために食べるだけでない。食べることに充足して、排泄してというサイクルの中で、人生の喜びや健康の有り難さを感じている。

摂食障害の人は、食べるという行為を口から肛門までの、一つのチューブの中の行為だと考えているフシがある。食べておいしかった、満足だと考えるよりも、食べた食べものが身体の中に入ることは、そのまま身体の量を増幅させるというイメージをもっている。とりわけ拒食症は食べる＝太るというイメージに固執しているので、食べるものを身体に入れるということは絶対にノーなのだ。

過食症の人にとっては、食べるということは、楽しみではなく、ストレスの発散の場と考えている。辛いことと苦しいことを、おなかをいっぱいにすることで、麻痺させようとする。食物を身体にいっぱいに詰め込むことで、不幸をチャラにしてしまおうと感じているところがある。

とりあえずひたすら食べると、「フル」になり落ち着く。しかし、このままでは太ってしまうと思うので、今度は下剤を飲んだり、自分で吐いたりして身体の外に出そうとする。次第に、食べるのが止まらなくなり、隠れて食べるようになり、隠れて吐くということを繰り返し、指に吐きだこができるまでになる。

人間はおいしいお寿司を食べると、

「うまかった、満足だった」

ということで落ち着くが、摂食障害の人は概《おおむ》ね、食べてうれしかった、おいしかったとは思わない。むしろ食べることは「苦痛」である。

食べるということに付帯して生まれた文化を否定している。

摂食障害は、食にまつわる喜びをもたない人たちとも言えるのだ。

治療するには、拒食症と過食症はアプローチが違うが、基本的には食べるというイメージをノーマルな姿に戻すことからはじめる。

拒食症の治療は、食べたものはそのまま肉になるという間違ったイメージを、時間をかけて取り去ってゆく。食べたら、たとえば下剤で「チューブを洗い流さなければ」という物理的なイメージをもっているが、その間違ったイメージを正し、食べることの本来的喜びや、食べることに付帯するいろいろな喜びを感じさせるように治療してゆく。

過食症の人は、とにかくいっぱいの不幸を抱えている。それは、親子関係、母子関係などの人それぞれだが、この不幸を一つ一つ幸福（とは言わないまでも普通）に変えて、食べるということも、喜びとするプロセスを体験させる。

どちらにしても、治療にはかなり時間がかかる。

最近は、マスコミでもさかんに摂食障害について報道されるようになっている。

「たくさんの人がやっている。やっても許されるんだ」

という気分が伝染して、患者の数を増やしているということもないとはいえない。

摂食障害は、食うや食わずの時代にはなかったといわれており、「豊かさの病理」といわれるゆえんだ。ある程度生活にゆとりができて、生きる意味ということを考え始めると、思考のチャンネルの中ではさまざまの病気が発生してくる素地ができるのかもしれない。

でも摂食障害にはただのダイエット病とは違う深い病理が隠されているのだ。

ストレス解消、ノー・パニック？

仕事終わりに居酒屋で一杯飲んで、いい気分になると日ごろのストレスが解消されるという人は多い。飲むこと、騒ぐことで発散して、今日の疲れを明日に残さないということで、元気に過ごしている。

ところがある日、いきなり心臓がぱくぱく早鐘を打ち、酸欠の金魚のように息苦しくなり、脂汗が出て気持ちが悪くなり、めまいがして死にそうになるという症状に襲われることがある。

これが、パニック障害である。今まではなんともなかったのに、突然具合が悪くなる。まさに、頭に雷が落ちたようにどーんとくる。

パニック障害は、10代から60代くらいまでの人なら、年齢・性別にかかわらず誰でもなる可能性がある。中年のおじさんがパニック障害に襲われると、「俺も心筋梗塞になったか。俺も終わりか」と思うようだ。

パニック障害になると、とにかく苦しくて死にそうになるので、救急車を呼んで病院へ急ぐことになる。ところが、救

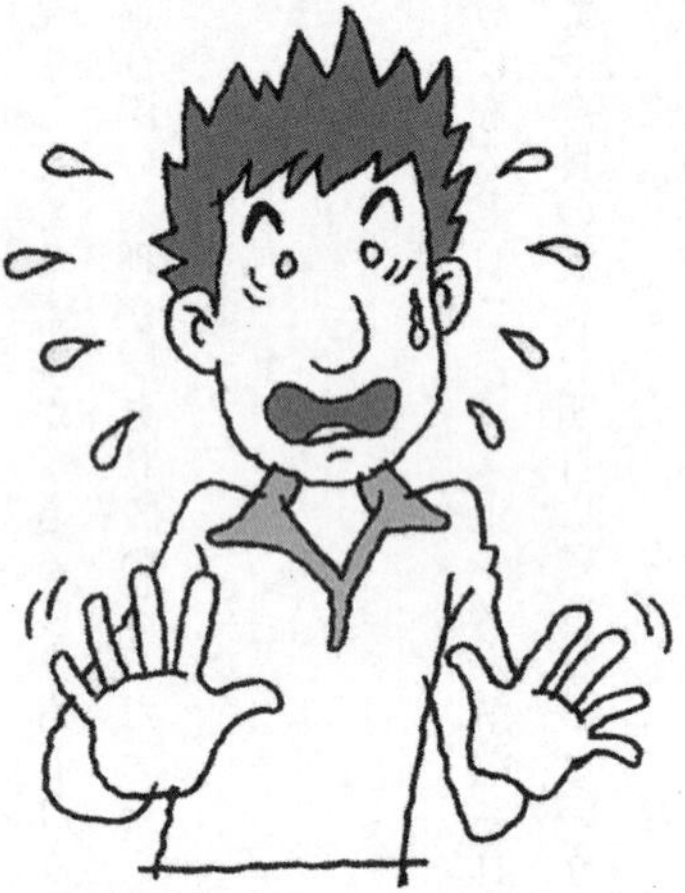

急車に乗って30分もしないうちに、嵐が去って快晴になったように、症状がどこかへ去ってゆく。あんなに苦しくて、死ぬかと思ったのに、ケロッとしている。当然病院で心電図をとっても、まったく何でもない。

病院で恥をかいてしまうことになる。

「お疲れなのではないですか」

といわれて、終わり。

自分でも何だったのかと思うが、パニック障害のやっかいなのは、またその症状に襲われるということ。間隔は人によってちがうが、何度も繰り返しているうちに、こわぐなってくる。しかも、家の中ではほとんどおこらない、大抵は、デパートの中や、会社、駅といった、人が大勢いて緊張感を強いられるところでおこるので、外に出てゆくのがこわくなる。

その上、一番の問題は、何度パニックになっても、「死ぬんじゃないか」という死の恐怖に襲われること。慣れるということがないのだ。

しかも、そのこわさゆえにだんだん外に出なくなって、次第に引きこもりになってしまう。これが二次的な問題点。

パニック障害という病名がついたのが1980年代になってからなので、病名がつく前は、症状が出ても気づかなかった。

もちろん今までにも、遠いところや人ごみに出ると具合が悪くなるということで、外出したがらなかったという人もいた。パニック障害というネーミングがされてから、自分もそうなのだと自覚したという人も多い。

症状も典型的なパニック障害から、不安発作のようなものまで含めていろいろあるが、治療すればよくなるし社会復帰できるというので、クリニックに来る人が増えている。

パニック障害がどうしておこるのか、確たる原因はわからない。

何か不幸なことがあったとか、強いストレスがかかったというような因果関係がほとんど見当たらない。

何かこわいといって、因果関係がないのはこわい。

たとえば、飛行機が揺れると怖い、人に脅されると怖いというのは、原因がわかっているから対処はできる。

パニック障害は、英語で“out of blue”と言うように、「青空から突然」降ってくる。つまりは日本語では、「藪から棒」にくる。

これが困る。

治療をしていて、じっくり話しを聞いてみると、疲れていた、ストレスがかかっていたということはあるが、疲れていてもパニック障害にならないときもあるのだから、それが原因とはいえなくなってしまう。

しかも、想像を絶するほどの衝撃の激烈！

おそらく、脳内物質の問題で、何らかの事件が脳の中でおこっているのだろうが、よくはわかっていない。

治療には、パニック発作を防ぐということで、主にSSRI（抗うつ剤）を処方している。うつ病ではないのだが、発作がおこりにくくなるようだ。

パニック発作は、どんなに長くても、大抵30分たてば治る。この「魔の30分」をどう自覚させるかが問題である。

たとえば、パニック発作が怖くて、10年間電車に乗れない人がいると、まずは一駅だけ乗せてみる。乗る駅に一緒にいって、次の駅でナースが待っているという状況にして、まずは乗せてみる。これを繰り返すことで、少しずつ電車に乗る恐怖をやわらげていく。恐怖の克服、自信の回復というのがパニック発作の課題だ。しかし、パニックはなかなか認知だけでは克服できないのが、難しいところだ。

パニック障害は、いつなんどき誰がなるかわからないということを、知っておくことが大切だ。

世のおじさんたちも、「ストレス解消、ノー・パニック」とうそぶいてはいられないのです。

トラウマは「ない」記憶も作り出す？

世の中トラウマばやりである。

トラウマというのは、心的外傷と訳されているが、小さなころに負ったこころの傷が、長じて行動や思考、こころに影響を与えているというもの。

このトラウマに関連して、アメリカで、「蘇った記憶」に関する以下のような裁判が行われたことがある。

原告は女性で、被告は彼女の実父である。

彼女は手首を切ったり、自殺未遂を繰り返していたため、カウンセリングに通っていた。原因を探るために、カウンセラーは彼女の小さいころについても話を聞いた。しばらくいろいろな話を聴いた後で

「あなたは、お父さんに性的虐待を受けたことはありませんか」

とカウンセラーが言った。

そのとき、その女性は思い出してしまった。4歳のある夏の夕方の光景を。まだ暑さが残っている夕暮れ、遊びつかれた彼女はベッドで寝ていた。そのうち、何か動く気配があるので、目を覚ますと、なんとお父さんがベッドに忍んできて……。ということを、その情景とともに彼女は思い出してしまったのだ。

彼女は訴えた。

「私は父親に性的虐待されたから、今のように問題を抱えてしまったんです」

それが法廷に持ち込まれて、裁判が始まった。

それぞれから証拠が提出されたのだが、争点は「4歳の記憶を思い出せるだろうか」ということ。しかも、これほどまでにありありと細かい情景まで思い出せるのだろうか。

最終的には、実父が勝利した。父は彼女が4歳の当時は単身赴任していて、彼女と二人きりになる可能性はなかった。

彼女が思い出したという記憶は実はなかったのだ、ということになったのだ。それでは、なぜそんなにリアルに思い出せたのだろうか。

この話の発端に、カウンセラーが聞いた一言がある。

「あなたは、お父さんに性的虐待を受けたことはありませんか」

この事件の背景にあるのは、自殺未遂を繰り返す女性には、性的虐待があるはずだという推察。これがトラウマになり、自殺未遂を繰り返すというのだ。

実際、子供時代に性的虐待を受けた女性のこころの傷は深く、しかも「思い出したくない」記憶なので忘却してこころの奥深くしまわれてしまうことも多い。しかし、そのトラウマの記憶はぼんやりとあって、大人になってから、安定した人間関係を築けない、すぐに抑うつ的になってしまうなどの問題を生じてくる。カウンセラーがそういう点を探ったのは間違いではない。

カウンセラーから聞かれた彼女は、記憶を作るつもりはまったくなかったのだが、思い出してしまったのだ。思い出された記憶というのは、実は存在しない記憶なのだが、カウンセラーから聞かれているうちに、蘇ってしまった。おそらくは、さまざまな「無意識」がかかわっていたのだろう。

今のアメリカでは、こういうものは「偽りの記憶症候群」と呼ばれているそうである。カウンセラーは、意図があったかどうかは別にして、結果的に誘導したような形になってしまった。裁判が終わってから、カウンセラーに対する批判が相次いだ。

同じ体験をしてもそれがトラウマとして残る人と残らない人と、人それぞれである。しかも、自殺未遂のような症状を持っている人でも、トラウマがまったく同じということではない。

アメリカではこういう裁判が相次いで、性的虐待を理由に訴えられた親たちは被害者として「偽りの記憶症候群協会」というものを組織しているそうだ。

この現象はトラウマばやりの現代に、考えさせる課題を含んでいる。

毒をもって毒を制するのも治療？

あわてて外出すると、鍵を掛けたかどうか気になることがある。掛けたかなとチョット心配にはなるが、たいていはそのまま出かけてしまうことが多い。ところが、鍵を掛けたか気になり始めると、とにかく気になって家に戻って、鍵を何度も確かめてでないと外出できなくなるという人もいる。鍵を掛けたのか、火の元を確認したのかが気になって何も手につかなくなる。何度も確認したのだから大丈夫と思っても、気になってしまう。本人にとっては非合理的という自覚があるのだが、戸締まりを何度も何度も確認しないと落ち着かず、そのことが絶えず心を占め、取り除くことができない。これが「強迫性障害」という神経症である。

エレベーターに乗れない、飛行機に乗れない、不潔な気がして手を洗わないといられないというように、危険でない状況や物を激しくおそれ、それを回避しようする病的な恐怖もある。本人にもこわがるのは非合理だという自覚があるが、修正できないのが「恐怖症」というもの。人前に出ることができない対人恐怖、ばい菌に冒されるのではないかと思う不潔恐怖、先がとがったものを恐れる尖端恐怖症、高所恐怖症、閉所恐怖症、動物恐怖症などがある。

不潔恐怖になるとしょっちゅう手を洗っていないと不安になってしまう人もいる。手を洗いはじめると1時間でも2時間でも手を洗っている。洗いすぎて、手が荒れて皮がむけてしまっても、洗っていないと落ち着かない。これは不潔恐怖症プラス強迫性障害というパターンである。

手を洗わないといられないという強迫性障害をどうやったら改善できるかについて、医師や研究者がさまざまなアプローチを試みている。

精神分析などを使い頭で認知をさせるアプローチ、行動を繰り返すことで覚えさせるアプローチ、薬物を使うアプローチ、催眠術を試みるアプローチなどなど。

効果に関してはそれぞれの言い分かあるが、なんとなく分かありそうなのが、「行動」からのアプローチ、そして「薬物」を使う方法のようである。

たとえば、行動療法では今まで2時間手を洗っていたならば、それを最初は10分短縮して1時間50分手を洗うように指導する。手を洗う回数を減らすために、手を洗いたくなったら、すぐに洗面所に行かないで、かならず居間に寄ってテレビを観てから洗面所に行くように指導する。

次の日は、1時間40分手を洗うようにする。という具合に、長い時間をかけて少しずつ手を洗う時間を短縮していく。

理解や説得から入るよりも、手を洗いたいという衝動を、反復行動によって少しずつ修正することを狙っているのである。

薬物療法は「強迫」と「衝動」を止めるのにたしかに効果があるようだ。しかし、薬物だけでは修正を根付かせるのが難しい。

エレベーターに乗るのがこわいという閉所恐怖症も、高いところへ登れないという高所恐怖症も、毒を持って毒を制すように、そこへチャレンジしていくことで少しずつ克服されていく。こころにもいろいろな治療があるということだ。

切るからむなしいのか、むなしいから切るのか？

人生がむなしいと感じることがある。

むなしさを払拭するために、何をするだろうか。

わき目も振らず走ってみる、がむしゃらに仕事をしてみる、痛飲してみる、好きな映画を目がしょぼしょぼするまで見続けるなど人によっていろいろである。

世の中にはむなしさを埋めるために、自分の手首を切るという自傷行為をする人もいる。特に最近若い女性に増えている。

なぜ彼女たちは、痛い思いをして、自分の手首を切るのか。

人生が非常にむなしいと感じているからだ。そういう女性はたとえば１００人の男と寝ても満たされない。何をやってもむなしく、自分が空っぽになった感じがぬぐえない。

むなしいけれど、自分が生きている感じを持っていたいという気持ちはある。生きている感じを実感できるのは、手首を切って血を流しているときとか、嘔吐しているとき。そう痛みを伴う行為をしていることで、初めてこの世とつながっているという感覚をもつことができる。

自傷行為を繰り返すということは、明らかにこころの病である。うつ病ともいえないし、統合失調症ともいえない、いわばグレーゾーンのこころの病といえるだろう。

一般の人にとっては、「身体を切ることで現実とつながっているという感覚」はわからないかもしれない。しかし、お酒を飲んで酔っ払って、ゆらゆらしながらも現実とつながっているという人の気持ちはよくわかる。スポーツに打ち込んで汗を流すことで、現実とつながっていると実感を持つ人のことは理解できる。手首を切っているのは、それと同じように、現実とつながっている気分を味わいたいためなのだが、一般にはなかなか了解できないだけなのだ。

スポーツをやって、一所懸命オリンピックを目指している人は、

「そうだ！　青春だ！　頑張れニッポン」

と素直に応援できる。しかし、毎日のように手首を切って「生きている」ことを感じてい

ても、それに対して、

「そうだ！　青春だ」

とはなかなか思えない。

手首を切っているからといって、積極的に死にたいと思っているかというと、それは不明である。切っている最中は、わからない。きわどいところなのだろう。

基本的には手首を切って痛くて血が出て、

「アー、生きてる！」

と思ってはいるのだろうが、まだ切り方が足りなくて実感がもてないと、再びぐっとナイフを立てたときに、間違って死ぬこともあるかもしれない。

人間というのは、放っておくとなんでもするのである。何がおかしくて、何がおかしくないという基準などなくて、なんでもやってしまうのである。

どうして人間がタブーを作ったかと言うと、破る可能性があるからタブーを作っている。破らないことは、タブーにはしないのだ。

たとえば近親相姦はタブーだが、現実にはタブーは破られてしまっている。つまり、人間は何でもやってしまうので、自分を戒める意味を込めてタブーを作っているのだ。

人間というのは、本来おどろおどろしい存在なのかもしれない。

その認識が、自傷行為を理解する第一歩かもしれない。

S&Mはこころの病？

自傷行為はこころの病だが、相手の身体に苦痛を与えて快楽を味わうサディズムはこころの病なのだろうか？

誰でも、サディスティックなところやマゾヒスティックなところはある。それがエスカレートするかどうかについては、性欲とつながるかどうかにかかわっている。サディスティックな行為そのもので自分が非常に快感を感じるとか、マゾヒスティックな行為で快感を感じるかどうかの度合いによって、一般的な嗜好なのか偏奇したものかということになる。

幼児虐待やドメスティックバイオレンス（DV）がニュースになっているが、あれも修正可能な範囲を超えるかどうかが問題なのだ。

母親が連日の子育てに疲れて、幼児を持ち上げ床に叩き落とし死亡させたという大きなニュースがあった。人間だから、夜泣きばかりされて本当に疲れ切って、子供を投げてしまいたくなることもあるかもしれない。たいていは思うだけで実際にやりはしない。イマジネーションやファンタジーの中では考えたりするが、実際にはやらない。これが平均値に近いところにいる一般人の解消法である。しかし、実際に幼児を床に投げつけてしまったというのは、人格が病んでいるということになる。

実際の家庭では、子供を投げつけるほどまではいかないが、子供が泣いたり、言うことをきかないでぐずっていると、親はイライラして手を出していることがある。しかし、そのとき自分でコントロールがつかないところまで行ってしまうかどうかが分かれ目である。幼児虐待をしていた親は言葉では、

「いけないことだった」

「やりたくなかった」

と言っている。しかし、常習的にやっている人というのは、一種の快感に近いものをを感

じているのではないかと思う。これは倒錯的な行動であるが、「嗜癖」はどうしても快楽を伴ってしまうものである。

ドメスティックバイオレンスの場合、殴られるほうは、自分はぼろぼろになり被害者なのになぜか逃げない場合が多い。殴る相手に対して圧倒的な恐怖は感じているが、どこかでなにかに同情しているような、なにか希望をもっているような気配がある。

なぜか。

殴ることは一種の「強迫」である。殴るほうは、決していい気分ではない。でも、殴る。思いっきり殴った後は、激しく後悔し、いきなりめちゃくちゃに相手に優しくなることがある。殴られたほうも、殴られている最中は死ぬほど苦しいのだが、大雨が降った後に青空が見えるように相手が優しくなると、その優しさが太陽のように思われて殴られたことを忘れてしまう。もうきっとおこらないだろうと期待する。そういう関係というのは、一般的にみると非常に倒錯したものなのだが、これを「共依存」と呼ぶ。

これは、広義にはこころの病に入るのだと思う。

殴る人には、反社会的なレベルとドメスティックバイオレンスレベルがあるが、反社会的レベルの人は、病院ではなく、まず刑務所に入れられる。ドメスティックバイオレンスをする人は、本当に気の小さい善良なお父さんというタイプの人が少なくない。他人には手を出さないことが多いので事件が発覚しにくい。

しかし、殴る人も殴られる人も、平和に生きていくためにはカウンセリングが必要であることは間違いない。一人でその習癖から脱出するのは難しい。

妙に響くかもしれないが、こころの病を決めるのは相対的な作業である。

つまり、世の中の1％の人が幻聴を聞いているから「統合失調症」とラベルする。99％の人が幻聴を聞いていたとすれば、幻聴を聞いていない人が「病気」ということになる。男と女が二人の間だけで倒錯的嗜好をもっていたとしても、それが誰に害を及ぼすわけでもなければ「こころの病」と断じるのは難しい。こころにはそれぐらい大きなグレーゾーンがある。

人間のこころを扱うのは、時々、「不思議の国」を旅してるようなものだと思うことがある。

「病気が治りたい」は常識か？

最後に、もう一つ人の「こころの不思議」話でダメ押しをして終わります。

風邪を引いたり、下痢をすると苦しいので、とにかく早く治そうと薬を飲んだり、休養をとったりする。健康を取り戻そうと、人間はいろいろなことをやる。

しかし、これをよしとしない人がいる。

ある中年女性が、身体がかぶれて高熱が出たということで緊急入院した。医師、ナースなどの必死のケアで回復の兆しが見えてきた。

「よかったですね。回復して」

「ええ、おかげさまで」

と言っていたその夜に、再び熱が出た。また症状がぶり返している。また、必死に看護をする。しかし、回復するとまた症状が悪化するということの繰り返し。

医師やナースが原因究明を始めた。すると、点滴の瓶の中に、便が入っていることがわかった。これでは、身体の調子が悪くなるのは当たり前。当然病院では、犯人探しが始まったが、なかなか犯人が特定できない。探しているうちに、なんと本人が入れていたということが判明した。

この女性は、「ミュンヒハウゼン症候群」というこころの病気だったのだ。これは、アメリカのＤＳＭⅣでの診断名を、「虚偽性障害」という。

これなど、まさにこころのミラクルとしか言いようがない。

自分が病気であるということを、自分で引き受けたいというこころの病なのだ。病気になっていると周囲が手厚いケアをしてくれるので、それを期待して病気を悪化させているのとはチョット違う。病気が治っていくのがいやで、病気でいる状態が快適なのだ。病者の役割を演じることへの嗜好といってもいい。

また、自分の子供が病気でいるのが快適だと感じる母親もいる。

子供が原因不明の病気で高熱を発しているので、入院したが、よくなりかけるとまた熱があがる。どうしてだろうと調べてみると、母親が熱が上がるようなことをやっていた。

この母親は、子供を殺したいわけではない。あくまでも、自分の子供が病気であるという状態が心地よいという。これも立派なこころの病である。

子供を病気にする母親は、なかなか見つからない。もちろん、虐待の一種なのだが、小児科病棟に入院している場合は、医師は子供に関心を寄せるので、その原因をなかなか母親に求めない。最悪の場合は、子供が死んでしまうというケースもあるだろう。

これは、確かに珍しい病気で、手首を切る行為と同じように自傷行為の一種といえるかもしれないが、本人としてはどうにも止まらない。

こころ＝脳というのは、不思議な行動をする。

脳はおそらくウィンドウズの1億倍以上の能力をもっている超スーパーコンピュータなのだが、ときには脳内物質が反乱をおこしたり、供給が突然ストップしたりと、事件がおこっている。ときには、フリーズしてしまい、少しの間動かなくなるので、こまめに再起動をかけながら作動させているのだと思う。

人間は何でもやるというが、その何でもやることを指揮しているのが脳である。本当は、脳内で大きな事件が発生したら、脳コンピュータを初期化し再インストールできればいいのだが、脳はバックアップがとれないので、今のところ初期化は難しい。

だからこそ、脳＝こころを疲れさせないように、日々よいメンテナンスをすることに努めてほしい。

―エピローグ―
「ヤブの繰り言」

昔、高名な精神科の教授が、精神医学を難しいと訴える学生に「精神医学は難しいからいいのだ。そんなに簡単にわかるようでは困る」とのたもうたという。

これはいかにも変だ。こころの病を扱う精神医学は、熊さんにもハつぁんにもわかるものでなければ困る。なぜなら、熊さんも八つぁんもこころの病になるからである。

こんな精神医学者の態度がこころの病の領域にいくつもの「神話」を作った。要は、人々の気持ちの中に「そんな難しい病気なんかに誰がなるか！」という無関心が生まれてしまったためだ。自分に関係がなく不可思議なことは「神話」になりやすい。その最たるものが「人は狂うかもしれないが、自分は狂わない」という正気神話。その信仰が随分とこころの病をもつ人を苦しめた。

以来、綿々と今日に至るまで、メンタルヘルスの分野にはたくさんの嘘が満ち溢れている。いわく、「健康な精神は健康な肉体に宿る」「こころの病になるのは性格がおかしいからだ」「こころの病は血の病」「気持ちを強くもてば落ち込むことはない」「弱ったこころには気合いを入れろ」などなど、数えたらきりがない。

自慢ではないが、名にし負うヤブ医の私でさえ、ときどきはこのあまりの誤解、偏見に「それはないんじゃない」と思う。こんなにすべてがわかるガラス張りの時代に、メンタルヘルスの分野のレトロさ、グレーさには頭がくらくらする。

わかって嫌うのは結構です。好きだからいけずをするのも理解できます。いけないのは知らないのに嫌ったり、意地悪すること。それは「いじめ」です。こころ病む人に、皆さんは我知らずそういうことをしているのです。

でも、こころを病むことは、誰にとっても「すぐそこにある危機」なのです。

この本はその思いを込めて、書いた。

なんとか本当のことを分かり易く書こうと試みた。そのため「学問的」には？？と思われる部分は多々あると思う。件《くだん》の教授がご存命であればさぞやお叱りを受けることであろう。

でも、嘘はいけない。間違いもいけない。正直に真実を見つめること。これがやっぱり一番「伝わること」なのだと思う。

そして、皆さんにはこころ元気に生きてほしいと願います。

いろいろ編集のお世話になった岩城レイ子さんにこころからお礼申しあげます。

二〇〇四年七月

野田文隆

野田　文隆（のだ・ふみたか）

1948年宮崎生まれ。
東京大学文学部卒業。
広告コピーライターを経た後、千葉大学医学部に進み、精神科医となる。
カナダ、ブリティッシュ・コロンビア大学で卒後研修を受けた後、東京武蔵野病院精神科に勤務。1999年4月より大正大学人間学部教授。
ブリティッシュ・コロンビア大学精神科Adjunct Professorを兼任する。
診療は週一回、新宿区の「四谷ゆいクリニック」で行っている。
主な著作に、「精神科リハビリテーション・ケースブック」（医学書院）
「誰にでもできる精神科リハビリテーション」（星和書店）
「汗をかきかきレジデント」（星和書店）
「マリノリティの精神医学」（大正大学出版会）

大正大学まんだらライブラリー　3

間違《まちが》いだらけのメンタルヘルス

2004年7月1日　第1刷発行
2012年2月2日　第2刷発行

著　者　野田　文隆

発行者　石田　順子

発　売　大正大学出版会
〒170-8740 東京都豊島区西巣鴨3-20-1

電　話　03-5394-3045　FAX 03-5394-3093

編集協力　岩 城 レイ子
表紙カバー作画協力　小 峰 智 行
制作・発行　株式会社ティー・マップ
（大正大学事業法人）
印刷・製本　大日本印刷株式会社

 1SBN4-924297-25-9 C0211

大正大学まんだらライブラリー発刊に際して

二十一世紀に入り、世界と日本は危機的状況にあります。新世紀が希望でもって迎えられると思いきや、逆にアメリカにおけるテロと報復戦争でもって今世紀が始まりました。そしてその戦争が泥沼化しつつあります。一方、二十世紀に先進国が遂行した高度経済成長による弊害は、ますます顕著になって今世紀に持ち越されました。高度経済成長は必ずや地球資源の浪費を招来します。その結果、資源の涸渇を招き、エネルギー危機になり、環境破壊が進行します。しかも今世紀に入って、世界最大の人口を持つ中国およびインドが高度経済成長国に加わってきました。ということは、二十世紀が解決できなかった諸問題がより増幅されて今世紀に突き付けられているわけです。世界はいま、破局を迎えており、日本もそれに連動して破局に直面しています。

それがゆえに、いま、日本人は「生き方」に迷っています。この混迷の時代をどう生きればいいのか、戸惑っています。

いま、大いなる智恵が求められています。従来の智恵は役に立ちません。従来の智恵は、高度経済成長を支えるための智恵であり、競争原理にもとづく社会の中でうまく立ち回る智恵でした。しかし、競争原理にもとづく高度経済成長社会そのものが行き詰まっているのですから、その中で立ち回るための智恵は役に立たないのです。いま求められているのは、大いなる智恵であり、本物の智恵です。

幸いに大正大学は、仏教を創立の理念とした大学です。しかも宗派に所属する大学ではなしに、宗派を超えた仏教の大学です。そして仏教は、われわれに大いなる智恵、本物の智恵を教えてくれます。

それゆえ、この仏教の智恵を裏づけにし、同時に大学にふさわしい総合的な知識・情報を、混迷せる現代日本社会に発信していくのが大正大学の責務だとわたしたちは考えました。そのような意図でもって、われわれはこの「大正大学まんだらライブラリー」を世に送り出します。現代人の指針となれば幸いです。【二〇〇四年七月】